Dem Jo-Jo-Effekt ein Schnippchen schlagen

AF192064

Margot Ritzer

Dem Jo-Jo-Effekt ein Schnippchen schlagen

Das besondere Glyx-Konzept

Glyx-Diät und Alltag
Schlank werden und bleiben –
fast ohne Verzicht

Bibliografische Information der Deutschen Nationalbibliothek:
Die Deutsche Nationalbibliothek verzeichnet diese Publikation
in der Deutschen Nationalbibliografie; detaillierte bibliografische
Daten sind im Internet über
< http://dnb.d-nb.de > abrufbar.

© 2008 Margot Ritzer
Redaktion, Satz, Umschlaggestaltung, Herstellung und Verlag:
Books on Demand GmbH, Norderstedt
ISBN: 978-3-8334-8908-2

Amüsanter Wegweiser für alle, die gerne essen, sich gerne möglichst gesund ernähren und mit ihrem Wohlfühlgewicht leben möchten

Inhalt

Gewicht zurückerobert, dem Jo-Jo-Effekt verfallen

Unser Glyx-Konzept – eine Kombination aus wissenschaftlichen Erkenntnissen und einem kräftigen Schuss Lebensfreude!

Die Geschichte von Kohlenhydraten, Glukose und Insulin

Die Geschichte von Kohlenhydraten und ihrem glykämischen Index

Welche Auswirkungen hat ein anhaltendes Insulin-Hoch auf meine Gesundheit?

Die Geschichte von Fit-Fetten, die schlank machen, und Fett-Fetten, die sofort auf die Hüften wandern

Die Geschichte vom Eiweiß und warum wir es gerade beim Umbau von Fett- in Muskelmasse so dringend brauchen

Wissenswertes über Fatburner, Trinken, Alkohol und Zucker

Und so beginnen Sie Ihr eigenes Glyx-Konzept

Unterstützung mit Nahrungsergänzung? Achten Sie auf vernünftige Produkte!

Anhang
Listen für die Bewertung von Nährstoffen

Fettanteil in Lebensmitteln – gute Fette, schlechte Fette, Bewertung in 3 Gruppen

Arbeitsbogen

Von Stargewicht und Pommes rot-weiß

Genießer durch und durch

Ich bin Mitte 50 und Genießerin durch und durch. Und auch wenn's um meine Ernährung geht, lasse ich gerne mal 5 gerade sein. Ich liebe Buttercremetorte, Pommes und Hausmacherleberwurst. Und ich möchte mir nicht vorstellen, für den Rest meines Lebens auf solche Leckereien zu verzichten. Würde eine Ernährungsumstellung von mir verlangen, dass ich mein Gewicht nur dann halten kann, wenn ich auf „mein Schnäpschen in Ehren" oder den „McDonald's"-Besuch verzichten müsste, dann würde ich – und da besteht für mich gar keine Frage – lieber auf mein Gewicht verzichten.

Von den Gesegneten, die essen können, was sie wollen

Sie werden es vielleicht schon geahnt haben: Ich gehöre nicht zu den Gesegneten, die essen können, was und so viel sie wollen, ohne zuzunehmen. Ich muss vielmehr, seit ich mich erinnern kann, auf mein Gewicht achten – und habe schon die eine oder andere Diät hinter mich gebracht. Gott sei Dank bewege ich mich viel und gerne, sodass mein Gewicht bisher nie „ausgeufert" ist. Aber auch ich habe die Erfahrung gemacht, dass das Halten meines Gewichts mit den Jahren immer schwieriger wurde. Eine Tatsache, die ich wohl mit vielen Leidensgenossinnen teile. Wie oft wurde ich nach Vorträgen von Frauen angesprochen, die trotz Diät und nahezu unbeugbarem Willen kein Pfund runterbekamen.

Weg mit den Stargewicht-Klamotten?

Ja, die meisten von Ihnen kennen das. Auch die brutalste Diät bringt irgendwann nur ein paar Gramm oder gar nichts mehr in Bewegung. Der befragte Gynäkologe macht dann oft die Verzweiflung perfekt: „Das liegt am veränderten Hormonhaushalt. Der Stoffwechsel arbeitet nicht mehr so."

Ein Statement, das dann eigentlich nur *eine* Schlussfolgerung erlaubt: Die geliebten „Stargewicht-Klamotten" zur Altkleidersammlung, in die „Altweiberecke" einkaufen gehen und dem Ich-brauch-Größe-44-Frust verfallen. Nützt ja nichts.

Zum Glück beschäftige ich mich seit Jahren mit Ernährung, Vitaminen und anderen wichtigen Nährstoffen, und da ich nun wohl selbst betroffen sein sollte, machte ich es mir zur Aufgabe, die Lösung für dieses Problem zu finden. Nicht dass ich danach reif gewesen wäre für den Nobelpreis. Nein, die wissenschaftlichen Arbeiten lagen längst vor. Nur die leicht verständliche Aufbereitung und die Ausarbeitung eines realistischen und im Alltag umsetzbaren Konzepts ließen damals noch auf sich warten.

Also begann ich vor einiger Zeit, mich in meinem Institut – zusammen mit Medizinern und Ernährungsberatern – mit den Themen „Diäten" und „gesundes Körpergewicht" zu beschäftigen. Es ging uns nicht darum, aus Abnehmwilligen Heilige zu machen, und es konnte schon gar nicht darum gehen, die Maße für Germany's Next Topmodel zu erreichen.

Das Konzept *ohne* erhobenen Zeigefinger

Gewicht erreichen, Gewicht halten

Es war uns wichtig, ein Konzept zu entwickeln, das **ohne erhobenen Zeigefinger** jeder und jedem Abnehmwilligen drei Dinge ermöglichen sollte:

- *Das eigene Wohlfühlgewicht erreichen*
  Wohlfühlgewicht, was soll man darunter verstehen? Natürlich gibt es Statistiken und Zahlen, die genau festlegen, was Frau oder Mann zu wiegen hat. Wir werden uns in diesem Buch auch noch über Sinn und Unsinn solcher Zahlen unterhalten. Übergewicht ist ungesund. Aber für die meisten von uns gibt es einen Gewichtsbereich, meist mit 2–3 Kilo Schwankungsbreite, in dem wir uns besonders wohl und fit – und auch durchaus ansehnlich – fühlen. Im Zeitalter der Stretchjeans werden diese 2–3 Kilo durchaus von den Klamotten mitgetragen.
  Erfahrungsgemäß liegt dieses Wohlfühlgewicht nicht im Bereich „Übergewicht", oft aber auch nicht im Bereich des Idealgewichts. Gerade wenn man das eine oder andere Jährchen mehr auf dem Buckel hat, können ein paar Pfunde mehr durchaus das Aussehen positiv beeinflussen. Wichtig ist immer, woraus sich unser Gewicht zusammensetzt. Dazu aber später.

- *Dieses Gewicht möglichst lange halten*
  Wer glaubt, er könne ein Gewicht, das er mit einer Diät erreicht, für ewig halten, ist auf dem Holzweg. In 99 % aller Fälle dürfte das wohl eine falsche Hoffnung sein. Es

wird wohl immer wieder Phasen geben, in denen man etwas mehr wiegt. Ziel muss es also vielmehr sein, das erreichte Gewicht möglichst lange zu halten.

Das schafft man zum einen mit dem richtigen Gewicht (auch dazu später mehr) und zum anderen mit einer passenden und individuellen Ernährungsstrategie nach der Diätphase. Das geht aber nur, wenn man sich nicht stur nach vorgegebenen Rezepten ernährt, sondern ein bisschen mehr über die Lebensmittel weiß, die man so zu sich nimmt. Ganz nach dem Motto: „Wer die Gefahren kennt, kann sie umgehen (wenn er denn möchte ...).“

Und Sie werden sehen: Dazu ist kein Studium nötig und man muss auch beim Einkaufen nicht ständig irgendwelche Ratgeber oder Rechentabellen zur Hand haben.

Grundsätzlich werden Sie hier nicht zählen und rechnen müssen. Denn so verkrampft man nur und der Spaß beim Essen geht schnell flöten.

- *Dieses Gewicht einfach und vernünftig wieder erreichen*
  Wer kann schon garantieren, dass nicht irgendwann in naher oder ferner Zukunft der innere Schweinehund mal wieder die Oberhand gewinnt, Feierlichkeiten oder Urlaubsreisen einen überrollen oder einfach Stress und Ärger der richtigen Ernährung wieder mal übel mitspielen? Dann wird irgendwann der Tag kommen, an dem man wieder röllchenzählend vor dem Spiegel steht und der eigenen Figur die Freundschaft kündigt. Doch wer mit unserem Konzept arbeitet, sollte dann nicht mehr hilfesuchend und verzweifelt Zeitschriften und Bücher wälzen und irgendwelche Experten befragen. Ein einfaches Rückbesinnen auf erfolgreiche Abnehmtage wird dann wohl genügen.

Nichts geht von selbst

Abnehmen geht nicht von selbst! Auch nicht mit irgendwelchen Pillen, Pulvern oder Mixturen. Abnehmen kann nur, wer wirklich will. Und wer eine Diät beginnt, ohne von deren Sinn fest überzeugt zu sein, der ist eigentlich schon gescheitert. Also lassen Sie sich nicht auf Halbheiten ein. Erst wenn der Tag gekommen ist, an dem Sie wirklich bereit sind, etwas zu tun, sollten Sie loslegen. Vielleicht genügt bei Ihnen schon ein Pfund oder ein Kilo zu viel und Sie werden aktiv. Das ist aber eher die Ausnahme.

Meist braucht es schon ein bisschen mehr: Erst wenn Sie eines Morgens (oder auch Abends) vor dem Spiegel stehen, vielleicht am Rücken die Röllchen unter dem BH hervordrücken, die „Wampe" in der Hose nicht mehr zu übersehen ist oder der Rock so eng sitzt, dass man als Oberteil nur noch ein wallendes Etwas anziehen kann. Und wenn Sie dann die Nase von Ihrer Figur wirklich voll haben – dann ist der Punkt erreicht, an dem Sie wirklich beginnen sollten und können.

Denn egal wie gut eine Diät ist, **Sie** müssen sie umsetzen. Selbst wenn es eine Pommes-frites-Diät gäbe und Sie ein eingefleischter Pommes-Fan wären. Spätestens nach 2 Tagen nur Pommes ist Schluss mit Genuss. Selbst da wäre dann fester Wille gefragt.

Aber nun mal im Ernst. Jede Diät erfordert gewisse Einschränkungen, die Sie bereit sein müssen einzuhalten. Wünschenswert ist natürlich, dass die Tage der Enthaltsamkeit Ihnen den Weg ebnen für Tage, an denen Sie auch wieder mal ordentlich über die Stränge schlagen können.

Nur wer die Gefahren kennt,
kann sie umgehen

Mit unserem Diätkonzept, das eine Mischung aus „Glyx", „Abnehmen im Schlaf" und vielen anderen Strategien ist, haben wir ein Rundumprogramm zur eigenständigen Umsetzung entwickelt, das auch viele mentale Hilfen aufzeigt – ohne den viel zitierten erhobenen Zeigefinger.

Sie wissen ja, ich bin Genießerin und stehe mitten im Leben. Urlaub machen, um abzunehmen, ist nicht drin. Und ich hasse es, mich bei jeder Einladung sagen zu hören: „Ich bin auf Diät – ein stilles Wasser und einen Salat bitte."

Die drei wichtigsten Säulen unserer Ernährungsumstellung:

1. Das Konzept muss während der „heißen" Diätphase individuelle Lösungsmöglichkeiten anbieten. Dazu gehört das Anpassen der Ernährung an den persönlichen Alltag. Wie soll ich „fasten", wenn ich für die Familie kochen muss? Was, wenn wir nur abends Zeit haben, gemeinsam zu essen? Was mache ich, wenn ich berufstätig bin? Darf ich überhaupt noch im Restaurant essen?

2. Es muss gewährleisten, dass man nach der Diätphase das erreichte Gewicht möglichst lange halten und eine gewichtsbewusste Ernährung beibehalten kann. Ernährungssünden müssen ab und an erlaubt sein.

3. Es soll die Gesundheit nicht belasten, sondern im Gegenteil gesundheitliche Vorteile garantieren.

Seit fast fünf Jahren arbeiten wir höchst erfolgreich mit diesem Diätkonzept, das tausenden von Abnehmwilligen bereits dabei behilflich war, ein gesundes und vernünftiges Gewicht zu erreichen und es dauerhaft zu halten.

Dem Jo-Jo-Effekt ein Schnippchen schlagen– mit Ihrem individuellen Glyx-Konzept!

„Ohne Jo-Jo-Effekt" – ein Versprechen, das man immer wieder von findigen Geschäftsleuten als Verkaufsargument für Diäten oder Diätprodukte verschiedenster Art finden kann.

Dem Jo-Jo-Effekt ein Schnippchen zu schlagen, das soll also Ziel unserer Bemühungen sein. Der Jo-Jo-Effekt: Was ist das eigentlich und wie kommt er zu Stande? Erst, wer das verstanden hat, kann eine Diät vernünftig einsetzen und das eigene Gewicht richtig bewerten.

So, und jetzt wird's spannend. Denn was sich unser Körper in Sachen Lagerhaltung und Nährstoffverarbeitung vom Steinzeitmenschen bis heute an Überraschungen erhalten hat, gehört eigentlich ins Guinessbuch der Rekorde.

BMI – das Maß aller Dinge?

Wer heute sein Gewicht richtig einschätzen möchte, arbeitet üblicherweise mit dem BMI (Body-Mass-Index). Doch was sagt uns dieser Wert, der aus Einfachheitsgründen ursprünglich mal von Versicherungen eingeführt wurde, um die Gesundheitsrisiken von Versicherungsanwärtern zu klassifizieren?

Der BMI vergleicht das Verhältnis zwischen Gewicht und Größe mit folgender Formel:

$$\frac{\text{Gewicht}}{\text{Größe}^2}$$

Die Klassifikation des BMI (Quelle Wikipedia) bei Erwachsenen:

Untergewicht	$\leq 18{,}5$
Normalgewicht	$18{,}5-25$
Übergewicht	≥ 25

Das altersabhängige Normalgewicht ist nach BMI so definiert

Alter	BMI
19–24	19–24
25–34	20–25
35–44	21–26
45–54	22–27
55–64	23–28
≤ 64	24–29

Was der BMI überhaupt nicht berücksichtigt, ist die Zusammensetzung unseres Körpers, seine Anteile an Wasser, Fett und Muskelmasse.

Der wichtigste Faktor wird vernachlässigt: der Körperfettanteil

Fälschlicherweise nämlich wird bei der Bewertung nach BMI nicht die Menge Fett berücksichtigt, die unser Körper enthält.

Also suchen wir mal nach einem Beispiel, das sehr anschaulich aufzeigt, wie problematisch eine Gewichtsbewertung nach BMI ist.

⇨ Zum einen haben wir da einen Herrn, Mitte 30, Schreibtischtäter, kein Sport (außer regelmäßig Premiere, Sportschau etc.), dafür aber mittags Kantinenessen, manchmal geht's auch zur Pommesbude oder zum berühmten Burgerrestaurant mit dem großen „M" auf ein kleines Super-Maxi-Menü, abends dann ein paar Bierchen zu den Leberwurst-Stullen ... Dieser stramme Herr bringt bei seiner stattlichen Größe von 1,88 m mittlerweile ein ebenso stattliches Gewicht von 105 kg auf die Waage. Sein BMI liegt demnach bei einem schwindelerregenden Wert von 30. Seine Gesundheit ist in seinen jungen Jahren bereits stark gefährdet.

⇨ Und dann wäre da Arnold Schwarzenegger – vor vielen Jahren in bester Wettkampfform. Er hatte damals die gleichen Werte wie unser Herr aus Beispiel 1 – also auch einen BMI von 30.

Und wen wundert's nun, wenn wir uns die Frage erlauben, ob bei der Messung nach dem BMI etwas nicht stimmt?

Zugegeben, das Beispiel ist extrem. Aber an Extremen lassen sich manche Dinge nun mal am einfachsten erklären. Was nämlich bei der Bewertung nach dem BMI nicht beachtet wird, ist die Frage, wie der Körper sich zusammensetzt:

⇨ aus einer großen Menge an Muskeln, die bei jedem Atemzug Kalorien verbrennen, oder

⇨ hauptsächlich aus Fettmasse, die nie Kalorien verbrennt.

Und da haben wir auch schon den entscheidenden Unterschied in Sachen Jo-Jo-Effekt:

⇨ Muskeln verbrauchen bei jedem Atemzug Kalorien (1 kg mehr an Muskeln verbraucht pro Tag ca. 100 kcal), während

⇨ Fettzellen Speicherzellen sind, die nicht arbeiten und deshalb nie und unter keinen Umständen Kalorien verbrauchen.

Die logische Folge:

- **Je höher unser Körperfettanteil, desto weniger Kalorien verbrauchen wir.**
- **Je niedriger der Körperfettanteil (höherer Muskelanteil), desto mehr Kalorien werden verbraucht. Und dies ist unabhängig von dem, was wir täglich tun.**

Merke also: Je niedriger der Körperfettanteil, desto höher der tägliche Kaloriengrundbedarf. Und zwar bei gleichem Gewicht!

Dazu ein Beispiel aus der Praxis:

Im März begann eine junge sportliche Frau (28 Jahre/1,78 m) eine komplette Fitness- und Wellnesskur in einem uns angeschlossenen Institut.

Die Werte am 10. März:

- Gewicht: **68 kg**
- BMI: **21,5**
- *Körperfettanteil:*   **27 %**
- *Durchschn. tägl. Kaloriengrundbedarf:*   **1.084 kcal**

Nach sechs Wochen Training, Körperbehandlungen, Ernährungsumstellung und unterstützender Einnahme von Nahrungsergänzung hatte sich am Gewicht nichts geändert. Das war auch nicht Ziel der Kur, denn mit einem BMI von 21,5 liegt die junge Dame in einem hervorragenden Bereich. Was sich geändert hatte, war der Körperfettanteil.

Die Werte am 18. April:

- Gewicht: **68 kg**
- BMI: **21,5**
- *Körperfettanteil:*   **18 %**
- *Durchschn. tägl. Kaloriengrundbedarf:*   **1.530 kcal**

Die Schlussfolgerung liegt auf der Hand:
Bei gleichem Gewicht, aber gesunkenem Körperfettanteil, hat sich der Kalorienbedarf um fast die Hälfte erhöht.

Das erklärt natürlich im Umkehrschluss, warum Personen mit sehr hohem Körperfettanteil einen besonders niedrigen Grundumsatz (Kaloriengrundbedarf) haben. Die Aussage „Ich gehe ja nur an einem Butterbrot vorbei und schon habe ich zugenommen" ist also weniger übertrieben, als man zuerst einmal denken würde.

Entscheidend für den dauerhaften oder zumindest länger-
fristigen Erhalt einer guten Figur ist ein geringer Körperfettanteil.

Je höher der Körperfettanteil, desto gefährlicher die Falle des
Jo-Jo-Effektes. Denn nach jeder Diät sinkt der tägliche Kalorienbedarf weiter ab. Und zwar egal, wie schwer oder leicht man
ist.

Fakten zum Körperfettanteil

Gesundheitsexperten empfehlen, dass der Körperfettanteil bei
Männern nicht mehr als 23 % und bei Frauen nicht mehr als
27 % betragen sollte. Allerdings verändern sich unsere Voraussetzungen mit dem Älterwerden.

Die Empfehlung lautet:

Alter	Frauen			Männer		
	Gut	Mittel	Schlecht	Gut	Mittel	Schlecht
≤ 20	17 – 22 %	22 – 27 %	≥ 27 %	12 – 17 %	17 – 22 %	≥22 %
20–30	18 – 23 %	23 – 28 %	≥ 28 %	13 – 18 %	18 – 23 %	≥23 %
30–40	19 – 24 %	24 – 29 %	≥ 29 %	14 – 19 %	19 – 24 %	≥24 %
40–50	20 – 25 %	25 – 30 %	≥ 30 %	15 – 20 %	20 – 25 %	≥25 %
≥50	21 – 26 %	26 – 31 %	≥ 31 %	16 – 21 %	21 – 26 %	≥26 %

Von Fettzellen und Diäten

Fettzellen weghungern – das geht leider nicht

Die Anzahl der Fettzellen in unserem Körper ändert sich nach der Pubertät nur noch in sehr geringem Maße. Fettzellen entfernen kann man nur auf operativem Wege, bei der so genannten Fettabsaugung. Einen solchen operativen Eingriff sollte man aber wirklich nur dann in Betracht ziehen, wenn nichts anderes mehr geht. Denn wer nicht auf seine Ernährung achtet, wird dann zwar nicht mehr an der Stelle zunehmen, an der die Fettzellen abgesaugt sind, aber dann eben an einer anderen Stelle. Also: Wer sich die Reiterhosen an den Beinen absaugen lässt, kann – wenn er seine Ernährung nicht umstellt – keine Reiterhosen mehr bekommen, aber z.B. einen dicken Hintern. Und das muss nicht unbedingt schöner sein.

Fettzellen füllen und leeren

Weghungern von Fettzellen: Das geht also nicht. Fettzellen können sich aber sehr wohl in ihrer Größe verändern: Ihr Ausmaß kann von der Größe eines Stecknadelkopfes bis zur Größe eines Golfballs schwanken.

Den Unterschied im Aussehen der Betroffenen brauche ich wohl nicht genauer zu erläutern.

Fettzellen füllen ist wirklich einfach. Hier ein Stückchen Schokolade, ein Croissant zum Mittagessen, das schöne kühle Bier am Abend – es gibt viele angenehme Möglichkeiten zuzunehmen. Und wer möchte bei feierlichen Anlässen wie Geburtstagen,

Feiertagen, Einladungen oder gar im Urlaub immer Kalorien zählen? Die Folgen kann man dann schnell an der Hüfte, am Bauch oder am Rücken erkennen. Das gute Essen hat seine Wirkung gezeigt. Unsere Fettzellen haben sich weiter gefüllt. Das funktioniert geradezu automatisch.

Ach, wie schön wäre es doch, wenn sich Fettzellen auch ebenso mühelos leeren ließen! Leider klappt das Leeren längst nicht so leicht wie das Auffüllen. Warum – das lässt sich ziemlich einfach erklären.

Von Göttergatten, Jagdglück und den alten Zeiten

Eingelagerte Fette – Vorräte für den Notfall

Ich hatte bereits darauf hingewiesen, dass unser Körper sich so einige „Unarten" aus uralten Zeiten bewahrt hat. Damals lief das mit der Ernährung noch anders als heute. Hatten die Männer endlich mal ein fettes Schwein erlegt und mit nachhause gebracht, wurde gefressen, was das Zeug hielt.

Fettzellen wurden gefüllt. Denn es war klar: Jetzt legten sich die Göttergatten erst mal erschöpft auf die faule Haut, um sich von den Strapazen zu erholen. Und als sie dann endlich wieder loszogen, um ein neues Schwein zu erlegen, waren sie tage- oder wochenlang unterwegs. Zum einen mussten sie dabei von weniger nahrhaften Dingen leben und durften trotzdem nicht zu schwach werden, um schlussendlich die

Sau zur Strecke zu bringen. Zum anderen waren da die Daheimgebliebenen, die mit ebenso karger Nahrung überleben mussten ...

Glücklicherweise hat unser Körper gelernt, mit dieser Situation fertig zu werden. Wenn man mehr isst, als man gerade verbraucht, wird die überschüssige Energie in die Fettzellen eingelagert – damit man immer noch Kräfte aktivieren kann, wenn sie dann dringend benötigt werden.

Bleiben wir also bei dem Beispiel. Die Mahlzeit mit der fetten Sau war nun schon 4 Wochen vorbei, die Kräfte aufgebraucht, alle warteten auf die nächste Völlerei. Das bedeutete für alle (Göttergatten und Daheimgebliebene): Stoffwechsel runterfahren, langsam machen, die eingelagerte Energie so langsam aufbrauchen wie möglich. Und trotzdem musste man noch mal kurzfristig die volle Energie freisetzen können. Nämlich dann, wenn die fette Sau erlegt werden musste oder die heimische Hütte von Raubtieren angegriffen wurde (wegrennen, Türe zuhalten usw.). Endlich war die Sau dann geschlachtet und das ganze Spiel ging wieder von vorne los.

Das Problem mit den Crashdiäten wie Kohlsuppen- oder Ananasdiät

Das war nun vielleicht etwas übertrieben. Was aber haben wir daraus gelernt? Was unser Körper in den Fettzellen eingelagert hat, dient aus entwicklungsgeschichtlicher Sicht für die notwendige Vorratshaltung – für schlechte Zeiten.

Nun wollen wir uns mit diesem Wissen mal überlegen, was passiert, wenn wir eben mal schnell 2–4 Kilo pro Woche abnehmen wollen – mit Kohlsuppe, gar nichts essen, Obstdiät und so weiter.

Eine solche durch uns selbst ausgelöste „Hungersnot" beantwortet unser Körper erst einmal mit Nichtstun und abwarten: Der Stoffwechsel wird zurückgefahren, Energie wird nur in der geringstmöglichen Menge freigesetzt. Wir werden schlaff, übellaunig, müde und lustlos. Wir sind kaum mehr in der Lage, einen klaren Gedanken zu fassen.

Trotzdem wird unser Körper den Teufel tun, seine Fettvorräte zu verbrauchen.

Muskelmasse wird abgebaut, um Fett zu erhalten

Damit nun die Fettvorräte möglichst lange erhalten werden können – sie erinnern sich, für den Fall, dass die Sau überwältigt werden oder die Tür zugehalten werden muss –, hat sich unser Körper eine andere Möglichkeit „ausgedacht". Denn da gibt es auch für unseren Körper eine einfachere Möglichkeit. Unser Körper baut nämlich Muskelmasse ab, statt an die wertvollen Fettvorräte ranzugehen. Muskelmasse besteht nämlich aus schnell und einfach verfügbarem Eiweiß. Das ist natürlich eine Katastrophe, wenn man eigentlich Fettmasse ab- und Muskelmasse aufbauen möchte.

Warum aber verwendet er nicht das eingelagerte Fett, sondern das Eiweiß aus Muskelmasse?

Fett – die Superenergie

Weil Fett der 6-mal bessere Energielieferant ist als Eiweiß. Und wenn man nur so vor sich hin wartet (bis der Göttergatte die fette Sau bringt), genügt auch weniger Energie, nämlich die aus Eiweiß. Die Superenergie Fett wird für Notfälle aufgehoben, wenn man schnell reagieren muss, wie z.B. auf der Jagd oder bei Angriffen von Feinden.

Die Entwicklung körperlicher und hormoneller Abläufe und deren hoch komplizierten Zusammenspiels hat sehr lange gedauert. Man muss hier in anderen Zeiträumen denken, als wir es heute gewohnt sind.

Diese Körpervorgänge spielen in Zeiten von Hamburger- und Dönerläden an jeder Straßenecke scheinbar keine Rolle mehr. Aber denken wir mal ein bisschen weiter – in unterentwickelten Ländern unserer Erde ergeben diese Körperfunktionen durchaus heute noch Sinn.

Dieser Muskelabbau zum Umbau von Eiweiß (Aminosäuren) in Energie erklärt auch, warum bei Diäten der vermehrte Verzehr von Eiweiß (z.B. in Form von Eiweißdrinks) empfohlen wird. Die zusätzliche Zufuhr von Eiweiß hält den Körper nämlich davon ab, sich an seiner eigenen Muskelmasse zu vergreifen.

Die Leerung von Fettzellen ist bis auf Weiteres eingestellt

Die Zeichen stehen also auf Streik – so würde man es zumindest bei Post oder Bahn erklären. Das Leeren der Fettzellen findet nun also leider nicht statt. Dumme Sache, denn wir wissen ja nun, wie wichtig es ist, bei einer Diät den Körperfettanteil zu senken – also Fettmasse abzubauen oder besser noch Fettmasse in Muskelmasse umzubauen.

Nun ist es also passiert. Die falsche Diät hat fatale Folgen:

1. Entweder man nimmt gar nichts ab. Zumindest scheinbar nicht: Der Körper fährt den Stoffwechsel aufs Nötigste zurück. Der minimale Kalorienbedarf wird zwar über den Abbau von Muskulatur gedeckt. Andererseits spart der Stoffwechsel an allen Ecken und Enden und so werden z.B. Gewebsflüssigkeit und andere Abfallstoffe langsamer oder gar nicht abtransportiert. Wenn es also ganz dick kommt, zeigt die Waage mehr Pfunde als vorher.

2. Oder der Körper baut Muskelmasse ab. Und dann passiert das, was man von vielen Abnehmwilligen immer wieder hört. „Fettanteil messen bringt bei mir nichts, der steigt sowieso immer, wenn das Gewicht runtergeht. Ist aber nicht schlimm, Hauptsache ich nehme ab." Falsch, denn mit dieser Entwicklung nimmt die Katastrophe mit dem Jo-Jo-Effekt schließlich ihren Lauf. Denn mit dem sinkenden Gewicht und dem steigenden Körperfettanteil sinkt ja auch der durchschnittliche tägliche Grundbedarf an Kalorien.

Das bedeutet: Bei Crashdiäten bleibt die Fettmenge im Körper unverändert, die Muskelmasse nimmt ab. Die Folge: Der Körperfettanteil steigt – der Grundumsatz (Kalorienbedarf pro Tag) sinkt.

Wen wundert es da, wenn manche Leute mit einem Körperfettanteil von 40 % und mehr behaupten, dass sie ein Butterbrot nur ansehen und schon zunehmen.

Ein Beispiel zur Verdeutlichung in Zahlen:
Eine Person

wiegt	70 kg
und der Körper enthält	21 kg Fett,
so beträgt der Körperfettanteil	30 %,

denn 21 kg von 70 kg sind 30 %.

Hat man nun 3 Kilo abgenommen, dabei aber kein Fett, sondern Muskelmasse abgebaut, dann sieht die Rechnung so aus:
Man

wiegt	67 kg
und der Körper enthält	21 kg Fett,
so beträgt der Körperfettanteil	31,4 %,

denn 21 kg von 67 kg sind 31,4 %.

Nun kommen wir mal zur Frage der Optik. Es versteht sich von selbst, dass unser Körper nach dieser Gewichtsabnahme nicht gerade straffer geworden ist. Der Fettanteil ist gestiegen, das festigende Muskelgewebe hat abgenommen. Bestimmt haben Sie auch dieses Phänomen schon oft genug an sich und anderen entdeckt. Wir haben abgenommen, das ist toll beim morgendlichen Wiegen. Im Bikini sieht's oft nicht wirklich besser aus, denn mit straffer Modelfigur hat das längst noch nichts zu tun!

Gewicht zurückerobert, dem Jo-Jo-Effekt verfallen

Und so fing bei den meisten von uns alles einmal an

Sicherlich betrifft es nicht jeden. Es soll ja wie gesagt Menschen geben, die noch nie mit ihrem Gewicht zu kämpfen hatten. Die meisten von uns haben aber irgendwann – bereits in ihrer Jugend – damit begonnen, gegen zu hohes oder manchmal auch nur scheinbar zu hohes Gewicht zu kämpfen. Und genau am Tag der ersten Diät begann ein Teufelskreis, der unbemerkt Herr über uns wurde.

Nehmen wir einmal das Beispiel eines jungen Mädchens. Die Werte sind phänomenal:

Sie ist	18 Jahre alt,
wiegt	54 kg,
ist	1,70 m groß
und hat den fantastischen BMI	18,7.
Der Körperfettanteil liegt bei tollen	**18 %.**

Weil sie ihre Ausbildung mit Bravur abgeschlossen hat, schenken ihre Eltern der jungen Frau eine 2-wöchige Luxusreise auf der AIDA – all-inclusive natürlich. Die Zeit ist wunderbar, Essen und Trinken vom Allerfeinsten und unsere junge Freundin liegt stundenlang an Deck in der Sonne und genießt die Aussicht.

Nach ihrer Heimkehr hat sie 2 Kilo zugenommen.
Ihre Werte auf einen Blick:

Sie wiegt jetzt	56 kg,
ist	1,70 m groß,
der BMI liegt jetzt bei	19,4.
Der Körperfettanteil ist gestiegen auf	**20 %.**

„Kein Problem", denkt sie bei sich – und speckt mit der Kohlsuppendiät im Nu die 2 Kilo wieder ab.

„Ich hab mein Gewicht zurückerobert!"
Meist ist das leider trügerisches Glück

Doch nur oberflächlich betrachtet hat sie sich den alten Status zurückerobert.

Die Werte nach der Crashdiät:

Sie wiegt jetzt	54 kg,
ist	1,70 m groß,
wiedererobert wurde auch der tolle BMI von	18,7.
Nur der Körperfettanteil ist weiter gestiegen, auf	**21,5 %.**

Wie konnte das nur passieren? Ganz einfach! Mit ihrer Diät hat sie ihren Körper daran gehindert, Fettzellen zu leeren. Stattdessen hat er sich an Muskelmasse vergriffen. Das heißt, die Fettmasse, die sie nach ihrer Reise in den Fettzellen eingelagert hat, wurde nicht weniger. Stattdessen ihre aktive Masse, die Muskelzellen nämlich, die immer Kalorien verbrauchen.

Denn auch die Folge lässt sich einfach errechnen. Sie erinnern sich: 1 kg mehr Muskeln verbraucht täglich (ganz automatisch) 100 kcal mehr.

Der traurige Umkehrschluss: 1 kg weniger Muskeln weniger verbraucht (auch ganz automatisch) 100 kcal weniger.

Unsere Freundin, die sich mit viel Mühe 2 kg Muskelmasse heruntergehungert hat, verbraucht jetzt (das ist der Grundbedarf) täglich ca. 200 kcal weniger. Isst sie also so viel wie vor ihrer Reise, wird sie nach und nach immer weiter zunehmen.

Eine fatale Sache und der Beginn einer klassischen Jo-Jo-Karriere, die die meisten von uns schon vor Jahren oder Jahrzehnten erfolgreich eingeleitet haben.

Eine erfundene Geschichte, sicherlich, aber dennoch die Beschreibung einer Situation, die so oder so ähnlich fast jeder von uns irgendwann erlebt hat. Damit scheint es völlig logisch, dass man häufig Leute trifft, die – manche bei gutem und manche bei hohem Gewicht – einen Körperfettanteil haben, der deutlich über 30 % liegt.

Messen Sie regelmäßig Ihren Körperfettanteil

Neben Ihrem Gewicht sollten Sie also mit einer geeigneten Waage (gibt's mittlerweile überall und zu akzeptablen Preisen) regelmäßig Ihren Körperfettanteil messen.

Der Körperfettanteil wird gemessen, indem von der Waage feinste Ströme durch den Körper geleitet werden. Da Fett den Strom anders leitet als Eiweiß, kann die Waage den Fettanteil ermitteln. Dabei können Handwaagen andere Werte erbringen als Standwagen. Je nachdem, wie das Fett in Ihrem Körper verteilt ist (z.B. mehr im Oberkörper als in Beinen und Po) wird die eine oder andere Waage höhere Werte zeigen. Bei Frauen mit großem Busen kann der Körperfettanteil bei sonst gleichen Voraussetzungen höher sein als bei solchen mit kleinem Busen.

Und nicht erschrecken: Wenn Sie viel Ballaststoffe gegessen haben, kann der Fettanteil schon mal grundlos deutlich höher liegen als am Vortag. Doch das ist nicht so wichtig. Auf die Entwicklung kommt es an. Messen Sie daher Ihren Körperfettanteil regelmäßig, mit derselben Waage zur gleichen Tageszeit. Dann können Sie die Messergebnisse miteinander vergleichen und die Veränderung Ihres Körpers beobachten.

Beachten Sie vor allem bei Diäten: Nur wenn Körperfettanteil **und** Gewicht sinken, baut der Körper tatsächlich Fett ab. Sinkt Ihr Gewicht, aber der Körperfettanteil steigt, sollten Sie diese Diät sofort abbrechen. Sie führt Sie nämlich in die falsche Richtung.

Also: Nur wer mit seinem Wunschgewicht auch einen vernünftigen Körperfettanteil erreicht hat, kann sein Gewicht deutlich länger halten, auch wenn mal eine Zeit lang (wie z.B. im Urlaub) über die Stränge geschlagen wird.

Denken Sie daran: Mit sinkendem Körperfettanteil steigt Ihr täglicher Kalorienbedarf! Egal, wie sich dabei Ihr Gewicht entwickelt.

Ein niedriger Körperfettanteil:
Garant für mehr Gesundheit

Auf seinen Körperfettanteil zu achten, hat nicht nur Auswirkungen auf unser Äußeres und unseren Kalorienbedarf.

Gerade in gesundheitlicher Hinsicht ist der Körperfettanteil von großer Bedeutung. Denn ein zu hoher Fettanteil im Körper ist häufig verbunden mit Bluthochdruck und hohem Cholesterinspiegel, er begünstigt zudem Herzerkrankungen, Diabetes mellitus, Magen-Darm-Erkrankungen und sogar einige Krebsarten.

Unser Glyx-Konzept – eine Kombination aus wissenschaftlichen Erkenntnissen und einem kräftigen Schuss Lebensfreude!

Sicherlich haben Sie es auf den ersten Seiten bereits bemerkt. Ich möchte Ihnen eine ganze Reihe nützlicher Informationen vermitteln, die Ihnen bestimmte Abläufe in Ihrem Körper verständlich machen. Denn einer meiner wichtigsten Grundsätze ist: Nur wer die Gefahren kennt (und sie verstanden hat), kann sie umgehen.

So – und nun „ran an den Speck"! Ja, wir wissen nun, dass nur *der* langfristig und vernünftig abnehmen kann, dem es ordentlich an den Speck (oder besser gesagt) an den Körperfettanteil geht. Wir kennen also das Ziel. Wie wir aber dahin kommen, das wissen wir noch nicht.

Die Frage ist also: Wie überlisten wir unseren Körper, endlich seine Sparhaltung aufzugeben und das – oft jahre- und jahrzehntelang – gespeicherte Fett freizusetzen?

Des Rätsels Lösung finden wir nicht bei irgendwelchen neuen Hollywood- und Crashdiäten, nicht im großen Geschäft undurchsichtiger Wunderangebote, die man gerade im Frühjahr immer wieder in den Zeitschriften findet. Dort, wo die Damen innerhalb von 2 Wochen nicht nur 10 Kilo leichter wurden, sondern auch 10 Jahre jünger aussahen und auch sonst kaum wiederzuerkennen waren.

Die Lösung finden wir aber sehr wohl in einer großen Anzahl medizinischer und ernährungswissenschaftlicher Studien und Veröffentlichungen. Denn moderne Ernährungsunarten und daraus entstehende Probleme werden weltweit erforscht und die Ergebnisse können wir uns zunutze machen.

Aus all diesen Erkenntnissen haben wir die Schwerpunkte für unser Glyx-Konzept festgelegt:

✓ Ernährung nach dem glykämischen Index (Glyx)
✓ Superenergie Fett – warum sollten wir darauf verzichten?
✓ Berücksichtigung hormoneller Tagesabläufe
✓ Finden Sie Ihre Lieblingsbewegung
✓ Üben Sie „Trinken"
✓ Wer zählt und rechnet schon gerne, statt zu essen
✓ Vergessen Sie nicht, auch mal über die Stränge zu schlagen
✓ Überwinden Sie Ihren inneren Schweinehund
✓ Vergessen Sie nicht, Ihren Körper mit wichtigen Stoffen zu versorgen

Der glykämische Index (Glyx)

Eine der wichtigen Säulen unseres Konzeptes ist der so genannte glykämische Index von Kohlenhydraten, auch als Glyx bekannt.

Die Tatsache, dass heute die meisten von uns verzehrten Lebensmittel einen hohen glykämischen Index haben (nur keine Ungeduld, dazu kommen wir noch ganz ausführlich), ist – nach belegter Ansicht vieler Experten – einer der wichtigsten Auslöser für Fettleibigkeit, Herz-Kreislauf-Erkrankungen, hohe Blutfettwerte und Diabetes.

Und nun starten wir die nächste Reise in die Tiefen unseres Körpers. Sie dürfen gespannt sein.

„Insulin? Da ist bei mir alles o.k."

Die Hauptrolle in dieser spannenden Geschichte spielt ein Hormon. Es ist das Insulin. „Ach ja, das ist das mit dem Zucker. Das ist bei mir alles o.k. Da kann das Problem nicht liegen." Das ist wohl das, was die meisten von uns denken oder sagen, wenn sie Insulin hören.

Lesen Sie trotzdem mal weiter. Und Sie werden erstaunt sein, welch umfassende Auswirkungen es hat, wenn der Insulinspiegel in Unordnung ist. Und noch viel erstaunter werden Sie wahrscheinlich sein, wenn Sie erfahren, **wie** groß die Unordnung bei den meisten von uns ist.

Insulin gehört in unserem Körper zu den besonders wichtigen Hormonen, da ihm ein besonders umfassender Aufgabenbereich unterliegt.

> Insulin ist die oberste Instanz im Stoffwechsel.
> Es ist verantwortlich für die *Speicherung aller Nährstoffe*:
>
> ✓ Glukose, die wir mit Kohlenhydraten zu uns nehmen
> ✓ Aminosäuren, die aus Eiweiß gewonnen werden
> ✓ Fettsäuren, die unser Körper über Fette aufnimmt

Insulin ist also auch für die Speicherung von Fett- und Aminosäuren verantwortlich. Für uns ist aber zunächst nur wichtig: Was passiert, wenn wir Kohlenhydrate zu uns nehmen?

Und nun schauen wir einmal, was unser Körper macht, wenn er ganz „normale" Kohlenhydrate zu sich nimmt. Also Kohlenhydrate in einer Form, die er auch schon aus der Zeit der „fetten Säue" kennt, sprich möglichst unveränderte Vollkornprodukte.

In unserem speziellen Fall wollen wir uns ansehen, was in unserem Körper vorgeht, wenn wir eine Scheibe Vollkornbrot (ohne Belag) zu uns nehmen.

Die Geschichte von Kohlenhydraten, Glukose und Insulin

Also dann mal „ran an die Stulle"!

Wir haben uns also dazu entschlossen, eine Scheibe Vollkornbrot ohne Belag zu essen (na ja, eine Scheibe Käse hätte schon draufgepasst, aber wenn's der Wissenschaft dient ...).

Das Brot wird ordentlich zerkaut und gelangt dann in den Magen.

Der Magen legt nun mit der Verdauung los. Das heißt: Die Brotstückchen werden weiter zerlegt, dabei wird u.a. auch Glukose freigesetzt. Glukose ist ein reiner Zucker, den der Körper in den Zellen zu Energie umwandelt.

Da die Glukose in Vollkornprodukten noch fest verpackt vorliegt, dauert es relativ lange, bis endlich reine Glukose im Magen vorliegt. Die Glukose wird auch nicht auf einmal, sondern nach und nach freigesetzt. Übrigens: Vollkornprodukte sind deshalb auch „schwerer verdaulich" als Weißmehlprodukte. Sie halten deshalb aber auch länger satt.

Langsam und in kleinen Mengen gelangt nun die Glukose in den Dünndarm. Der Dünndarm ist der Ort, von dem aus Nährstoffe (Vitamine, Mineralstoffe, Glukose, Fette, Eiweiß etc.) ins Blut aufgenommen werden.

Allmählich gelangt die Glukose ins Blut. Der Blutzuckerspiegel (also die Menge reiner Zucker pro Liter Blut) steigt.

Unsere Bauchspeicheldrüse ist die körpereigene Mess-Station für den Blutzuckerspiegel. Steigt dieser an, wird Insulin freigesetzt.

Das Insulin hat dabei die Aufgabe, den Zucker aus dem Blut herauszukehren. Denn ein erhöhter Glukosespiegel im Blut (Blutzuckerspiegel) ist gefährlich für Organe und Blutgefäße.

Ein besonders ausgeklügeltes System sorgt dafür, dass nur so viel von dem wertvollen Stoff Insulin produziert wird, wie für die Verarbeitung der angekommenen Glukosemenge benötigt wird. Denn: Je mehr Glukose verarbeitet werden muss, desto mehr Insulin wird benötigt.

Da die im Vollkornbrot enthaltene Glukosemenge nicht auf einmal ins Blut gelangt (sie erinnern sich, im Magen ist man ja noch mit „Auspacken" beschäftigt), kommt unser Körper mit einer relativ geringen Menge Insulin aus, die die langsam ins Blut strömende Glukose peu à peu verarbeiten kann.

Was macht nun das Insulin mit der Glukose? Zuerst einmal werden unsere aktiven Zellen versorgt. Die benötigen nämlich für ihre Arbeit Glukose. Nun war aber wahrscheinlich in unserer Scheibe Vollkornbrot mehr Glukose enthalten, als wir gerade aktuell benötigen. Deshalb bleibt Glukose übrig. Und *die* wird in so genannte Zwischenvorratszellen eingelagert, die an der Leber liegen.

Und noch eins: Solange Insulin im Blut ist, können Fettzellen *nicht* geleert werden. Eine sinnvolle Sache eigentlich. Denn Insulin im Blut bedeutet ja, dass es eben erst etwas zu essen gegeben hat. Die eingelagerten Fette werden also nicht benötigt. Denn wer würde eingefrorene Erdbeeren auftauen, wenn es gerade überall frische Erdbeeren zu kaufen gibt!?

Wichtig dabei ist: Insulin bleibt nach seiner Freisetzung ca. 4 Stunden im Blut aktiv, danach ist es abgebaut. Vorausgesetzt allerdings, dass wir in dieser Zeit keine kohlenhydrathaltigen Mahlzeiten mehr zu uns nehmen.

Essen wir nun über einen Zeitraum von mindestens 4 Stunden keine Kohlenhydrate, wird auch der Glukosevorrat in unseren Zellen aufgebraucht (vor allem dann, wenn wir uns körperlich oder geistig anstrengen). Konzentration und Leistungsfähigkeit lassen nach. Der Blutzuckerspiegel sinkt weiter. Wir drohen zu unterzuckern.

Glukagon – das Fastenhormon

Stellt die Bauchspeicheldrüse bei ihrer regelmäßigen Blutzuckermessung nun fest, dass der Blutzuckerspiegel unter den Normalwert zu sinken droht, wird ein anderes Hormon freigesetzt: das Glukagon. Glukagon wird auch als Fastenhormon bezeichnet.

Wichtig: Glukagon kann nicht freigesetzt werden, solange Insulin aktiv ist! Es wird also erst 4 Stunden nach dem Verzehr von Kohlenhydraten aktiv.

Glukagon

✓ regt die Leber an, die vorher eingelagerten Zuckervorräte wieder in die Blutbahn freizusetzen, um den Blutzuckerspiegel auf das notwendige Niveau zu heben
✓ holt Fett aus den Fettzellen, damit die gespeicherten Fette in den aktiven Zellen zur Herstellung von Energie verwendet werden können

Wichtig: Glukosevorräte, die längere Zeit nicht „abgerufen" werden, werden durch Insulin in Fette umgewandelt und in den Fettzellen eingelagert.

Damit ist also der Blutzuckerspiegel wieder im Lot, die aktiven Zellen sind wieder ordentlich mit Energie versorgt. Der Körper kann bis zur nächsten Nahrungsaufnahme gut weiterarbeiten.

So sollte und kann also der natürliche Zuckerkreislauf im Körper aussehen.

Insulin und Glukagon – geniale Partner

Sehen wir uns also noch mal die Aufgaben der beiden Hormone Insulin (Speicherhormon) und Glukagon (Fastenhormon) an.

Insulin (das Speicherhormon)

- ✓ schickt Fett in die Fettzellen
- ✓ schließt Zuckervorräte weg
- ✓ wandelt nicht verwendete Zuckervorräte in Fett um
- ✓ hindert Fettzellen daran, sich zu entleeren

Glukagon (das Fastenhormon)
- ✓ aktiviert die Entleerung von Fettzellen
- ✓ sorgt dafür, dass die an der Leber hinterlegten Zuckervorräte wieder in die Blutbahn eingeleitet werden können

Wichtig: Glukagon kann nicht freigesetzt werden, solange Insulin im Blut ist!

Das rettende Stück Traubenzucker
oder Schokolade

Bisher haben wir einfach von Kohlenhydraten gesprochen, wie sie ins Blut aufgenommen werden und welch genialer Zuckerkreislauf hier stattfindet.

Nun gibt es aber unterschiedliche Kohlenhydrate und der entscheidende Unterschied liegt darin, wie schnell der enthaltene Zucker (Glukose) im Magen aus den Lebensmitteln ausgelöst und ins Blut aufgenommen wird. Am schnellsten geht das bei Traubenzucker (entspricht reiner Glukose). Deshalb wird hier ja auch damit geworben, dass die Energie sofort ins Blut geht.

Ich erinnere mich, als wäre es gestern gewesen:

Wenn ich mit meiner Mutter Ski fahren war (ich war damals ungefähr 8, sehr sportlich, schmal – und natürlich ohne riesige Zucker- und Fettvorräte), dann konnte ich eine Zeit lang gut mithalten. Bis mir irgendwann kalt wurde und ich nur noch Gummi in den Knien hatte. Gott sei Dank hatte meine Mutter immer Schokolade oder Traubenzucker dabei – und das wirkte im Handumdrehen. Ganz schnell war ich wieder fit, mir war auch nicht mehr so kalt und die Abfahrt konnte weitergehen. Klar, der Zucker (Glukose) war ganz schnell ins Blut gewandert und konnte meine verbrauchten Reserven ersetzen.

So weit zu damals und zur schnellen Wirksamkeit von Schokolade und Traubenzucker. Ich denke, Sie werden sich vielleicht an ähnliche Geschichten erinnern.

Und ich erzähle Ihnen diese Geschichte auch, um immer wieder auftauchende Widersprüchlichkeiten aufzuklären:

Mal hört man:

„Schokolade oder Traubenzucker sind schlecht, machen träge und dick."

Und mal hört man:

„Schokolade oder Traubenzucker sind gut, machen glücklich und aktiv."

Die Wahrheit liegt wie meistens genau in der Mitte.

Es kommt darauf an, wer Schokolade oder Traubenzucker zu sich nimmt und in welcher Situation.

So, und nun kehren wir in die Gegenwart zurück. Ich bin nicht mehr 8, sondern ein paar Jährchen über 50, die Fett- und Glukosevorräte in meinem Körper liegen nicht gerade im Mangelbereich. Außerdem befinde ich mich nicht bei 8 Grad auf der Skiabfahrt, sondern in meinem gut beheizten Wohnzimmer vor dem Fernseher.

Ich habe heute endlich mal frei und mich deshalb – entgegen allen intellektuellen und ernährungsphysiologischen Vorsätzen – dazu entschlossen, den Sonntag auf dem Sofa zu verbringen, mir die Zusammenfassung diverser Soaps (4 Stunden GZSZ oder so ähnlich) und mindestens eine Packung Schokolade sowie viele, viele Gummibärchen reinzuziehen.

Sehen wir uns mal den Zuckerkreislauf an, der jetzt stattfindet.

Bereits kurz nachdem ich mich auf dem Sofa niedergelassen habe, sind die ersten Gummibärchen schon verschlungen – herrlich! Der Rest Tüte bleibt auch nicht lange unangetastet. Uups – schon ist die Tüte leer!

Damit hat mein Magen keine Probleme. Die in großen

Mengen enthaltene Glukose ist sofort verfügbar und stürmt komplett in Richtung Dünndarm.

Meine Bauchspeicheldrüse zieht erschrocken den Kopf ein: Angriff der Gummibärchen-Bande. Oder wissenschaftlicher ausgedrückt: Der Blutzuckerspiegel steigt sprunghaft an.

Als Folge setzt die Bauchspeicheldrüse gleich eine Unmenge des wertvollen Insulins frei, um diese Massen an Glukose zu verarbeiten. Die aktiven Zellen bekommen, was sie brauchen. Das ist im Moment leider nicht viel. Nicht nur, dass ich mich ja heute nicht mehr bewegen wollte, ich hatte mich ja nun eher für einen „hirnlosen" Nachmittag mit Soaps, Talkshows und anderen „hoch wissenschaftlichen" Herausforderungen entschieden. Und da braucht nicht einmal das Gehirn viel Energie.

Und ich bekomme hart zu spüren, was mein ach so cleverer Körper zum eigenen Schutz tut. Die Riesenmenge Insulin, die aufgrund des schnellen und starken Blutzuckeranstiegs (nicht langsam und nach und nach wie beim Vollkornbrot) freigesetzt wurde, arbeitet nämlich auch intensiver. Alle Reste werden schnell in die Zwischenvorratszellen an der Leber gebracht.

Die Folge: Mein Blutzucker fällt rasant ab. Schon 2 Stunden nach dem ganzen Päckchen Gummibärchen (das sind ca. 2 Talkshows) beginnt mein Körper zu unterzuckern. Lachhaft, denken Sie? Leider nicht.

Was ist also passiert? Die große Menge Insulin hat die aufgenommene Glukose sehr schnell aus dem Blut gefegt (mehr Insulin fegt mehr Glukose), die aktiven Zellen sind versorgt, der Rest in den Zwischenvorratszellen an der Leber hinterlegt. Der Blutzucker sinkt, aber es ist immer noch Insulin im Blut (das bleibt ja 4 Stunden lang). Und dieses Insulin verbietet meinem Organismus, sich etwas aus den Zwischenvorratszellen zu stibitzen. Mein Fastenhormon Glukagon kann mir nicht zu Hilfe kommen. Denn solange Insulin im Blut ist, wird NIE Glukagon freigesetzt.

Mein Blutzucker fällt also tatsächlich. Und was macht mein Körper? Er gibt mir eindeutige Hinweise darauf, dass ich Glukose brauche. Ich bekomme Heißhunger auf was Süßes. Und was mache ich? Ich komme dieser Aufforderung dankbar nach. Und – die Gummibärchen sind ja alle – setz mir eine Tasse Kaffee auf und ess ein Stückchen Kuchen.

Womit die Katastrophe „Teufelskreis" ihren Lauf nimmt.

Die Geschichte von Kohlenhydraten und ihrem glykämischen Index

Was hat das alles mit dem glykämischen Index (Glyx) zu tun?

Jetzt sind wir endlich so weit, uns über den glykämischen Index unterhalten zu können. Dieser glykämische Index, abgekürzt Glyx, bezeichnet die Geschwindigkeit, mit der der in Kohlenhydraten enthaltene Zucker (Glukose) ins Blut aufgenommen wird.

Wird der Zucker besonders schnell und leicht aufgenommen, ist der Glyx besonders hoch.

Kohlenhydrate, bei denen der Zucker „gut verpackt" ist (also unser Vollkornbrot ohne Belag), haben einen **niedrigen Glyx**.

„Gut verpackt" bedeutet nämlich, dass unser Verdauungstrakt viel Arbeit leisten muss, um den enthaltenen Zucker nach und nach auszupacken.

Einen **hohen glykämischen Index** haben alle Lebensmittel, bei denen die Glukose sehr schnell ausgepackt werden kann. Diese gelangt dann schnell und mit „voller Wucht" ins Blut und lässt dort den Blutzuckerspiegel – und somit auch den Insulinspiegel – in schwindelnde Höhen schnellen.

> Der glykämische Index oder Glyx von Kohlenhydraten entscheidet darüber, wie ein Lebensmittel in den Zuckerkreislauf eingebaut wird.
>
> Je schneller die Glukose aus Lebensmitteln ins Blut gelangt, desto höher der glykämische Index.

Sie erinnern sich an die Geschichte von meiner Mutter und mir beim Skifahren – die Geschichte mit dem rettenden Stück Schokolade?

Für Leistungssportler, die normalerweise ohnehin einen niedrigen Körperfettanteil haben, kann ein Lebensmittel mit hohem Glyx die Lösung sein. Denken Sie an einen Marathonläufer, der bei Kilometer 38,5 einen „Hungerast" bekommt. Schwer Verdauliches wäre jetzt sein Ende, eigene Reserven sind aufgebraucht. Also braucht er schnelle Hilfe. Und da kommen dann die guten Seiten „schneller Zucker" ins Spiel. Der Traubenzucker, der nicht schwer im Magen liegt und Energie sofort zur Verfügung stellt, ist hier die beste Lösung und unbedingt positiv zu bewerten.

Denken wir aber mal an uns – im ewigen Kampf gegen das Fett. Wir entscheiden uns also abends – nach langem Hin und Her – doch noch für einen Gang ins Fitness-Studio. Eine halbe Stunde aufs Fahrrad zum Fettabbau. Und dabei trinken wir eines von diesen isotonischen Getränken, die eigentlich mal für die Bodybuilder entwickelt wurden. Mit ordentlich Traubenzucker drin.

Na klar, der Insulinspiegel steigt an und dann ist Schluss mit Fettabbau. Wir können zwar trotzdem Muskelmasse aufbauen und unser Herz-Kreislauf-System trainieren, Fettmasse abbauen aber geht nicht, denn wir haben Insulin im Blut. Sie erinnern sich: Insulin schließt die Fettzellen.

Wer also Sport zum Abbau von Fettmasse macht, sollte mind. 4 Stunden vorher keine Kohlenhydrate mehr zu sich nehmen. Also auch kein Obst. Erlaubt sind z.B. Nüsse, Fleisch, Obst.

Sie verstehen jetzt, dass Massen von Pasta zwar für Tour-de-France-Teilnehmer wichtig sind, zum Abbau von Fettmasse sind sie aber keineswegs geeignet.

Wovon hängt der Glyx-Wert von Lebensmitteln ab?

Es gibt natürlich unterschiedliche Faktoren. Wir haben über die Verpackung des Zuckers im Kohlenhydrat gesprochen. Und dies scheint eines der Hauptprobleme zu sein. Denn je feiner ein Lebensmittel gemahlen ist und je leichter es für unsere Verdauung ist, an den Zucker (Glukose) heranzukommen, desto höher ist der Glyx.

Das heißt:

Weißes Mehl ist nicht nur besonders fein gemahlen, sondern auch noch von den Schalen der Getreide befreit. Ein Leichtes für unsere Verdauung, es als Turbo-Zuckerlieferant zu verwenden. Je höher der Feinheitsgrad (je niedriger die Type), desto höher auch der glykämische Index. Einen besonders hohen glykämischen Index haben Traubenzucker, weißes Mehl, Glukose und Malz.

Je urspünglicher ein kohlenhydrathaltiges Lebensmittel ist, desto niedriger ist meist auch sein glykämischer Index. Vollkornbrot ohne Malz, „echtes" Knäckebrot, Vollweizennudeln (al dente zubereitet), Vollkornhaferflocken ... Wenn man das Prinzip verstanden hat, kann man den Glyx der meisten Lebensmittel problemlos einschätzen.

Ein paar Beispiele: Lebensmittel und ihr Glyx

Bei einigen Lebensmitteln gibt es allerdings auch Überraschungen – aber die kann man sich leicht einprägen.

Kartoffeln:
- ✓ Süßkartoffeln haben erstaunlicherweise einen niedrigen Glyx
- ✓ Festkochende, neue Kartoffeln als Pellkartoffeln haben einen niedrigen bis mittleren Glyx
- ✓ Weichkochende (und -gekochte) Salzkartoffeln haben einen hohen Glyx-Wert, ebenso wie die beliebten Ofenkartoffeln, die man abends so gerne zum mageren Steak isst (Da wird uns doch so einiges klar!)

Reis:
- ✓ Glyx-niedrig: Parboiled Reis, Vollkornreis
- ✓ Glyx-mittel: Basmatireis, Langkornreis
- ✓ Glyx-hoch: Rundkornreis (Milchreis)

Melonen:
- ✓ Zuckermelonen haben einen mittleren Glyx
- ✓ Wassermelonen haben einen hohen Glyx. Der Zucker aus der wässrigen Melone kann sehr schnell resorbiert werden. Deshalb wird sie auch bei Marathonläufen eingesetzt

Haferflocken:
- ✓ Glyx-niedrig: kernige Flocken
- ✓ Glyx-mittel: weiche Flocken
- ✓ Glyx-hoch: Instantflocken

Grundsätzlich haben alle heimischen Früchte und Beeren (bis auf Trauben) einen niedrigen Glyx, exotische Früchte einen mittleren oder hohen Glyx.

Die genaue Berechnung des glykämischen Index ist recht schwierig, oft bei einzelnen Lebensmitteln ein wenig unterschiedlich – und eigentlich auch ziemlich unnütz.

Ich hatte schon gesagt, dass ich vom dauernden Zählen nichts halte. Eine Einordnung in die Gruppen Glyx-niedrig, Glyx-mittel und Glyx-hoch ist ausreichend. Das funktioniert hervorragend und macht die tägliche Ernährung nicht gleich zum Mathematikstudium. Eine Zuordnung von Kohlenhydraten in diese drei Glyx-Gruppen finden Sie am Ende des Buches.

Achtung, Glyx-Falle!

„Moderne" Lebensmittelzubereitungen bergen so manche Glyx-Falle. Die schlimmsten, die ich erlebt habe, findet man beim Kauf von Vollkornbrot. Man hat sich nun also entschlossen, von den geliebten Brötchen auf Vollkornbrot umzusteigen. Und mit dem Begriff „Vollkornbrot" verbindet man ja reinstes Vollkorn. Am gesündesten ist natürlich Brot mit der Aufschrift „Bio". Das denken wir zumindest. Ein Blick auf die Zutatenliste ist aber dann umso ernüchternder.

Denn die meisten Vollkornbrote enthalten Malzverbindungen und meist auch noch Glukose. Diese werden genutzt, um die Brote dunkler und schmackhafter zu machen. Aber Malz und Glukose sind schnelle Zucker, die einen hohen glykämischen Index haben. Mit diesen Zusätzen ist Vollkornbrot dann also nicht mehr Glyx-niedrig, sondern Glyx-mittel oder gar Glyx-hoch.

Achten Sie also beim Kauf von Vollkornbrot darauf, dass weder Malz, Glukose noch andere Zuckerverbindungen enthalten sind. Nur dann ist Vollkornbrot *das* Lebensmittel, das Sie sich unter der Bezeichnung „Vollkornbrot" vorgestellt haben.

Und noch ein wichtiger Hinweis:
Beim Vergleich von Lebensmitteln mit hohem und niedrigem glykämischen Index spielen weder Glukose- noch Kaloriengehalt eine Rolle.

Eine Scheibe Vollkornbrot zum Beispiel kann durchaus die gleiche Menge Glukose enthalten und auch genauso viel Kalorien haben wie eine Scheibe Toastbrot. Bei dem Vollkornbrot wird aber der enthaltene Zucker nach und nach ins Blut aufgenommen und kann deshalb von einer kleinen Menge Insulin verarbeitet werden.

Zum Vergleich ein Beispiel aus dem Alltag: Hat man viel Zeit, alle Zimmer einer Wohnung zu reinigen, schafft das eine Person alleine. Muss alles in ein paar Stunden fertig sein, müssen mehr Hände ran.

Also: Je mehr Glukose in kurzer Zeit verarbeitet werden muss, desto mehr Insulin ist dafür nötig.

Welche Auswirkungen hat ein anhaltendes Insulin-Hoch auf meine Gesundheit?

Hohe Blutfettwerte, Herz-Kreislauf-Erkrankungen

Die gesundheitlichen Folgen von zu hohem Gewicht sind weithin bekannt. Die Erkenntnis der Auswirkungen des glykämischen Index hat dieses Wissen deutlich erweitert.

Denn ein dauerhaftes Insulin-Hoch infolge falscher Ernährung führt dazu, dass gespeicherte Nährstoffe nie richtig abgebaut werden können.

Das heißt:

✓ Fett wird nicht in den Fettstoffwechsel eingeschleust und dort zu Energie umgewandelt, sondern eingelagert bzw. verbleibt im Blut.

✓ Auch Zucker wird nicht direkt als Energielieferant genutzt, sondern nach einer gewissen Zeit der Lagerung in Fett umgewandelt, das wiederum in den Fettdepots verbleibt bzw. das Blut – und damit die Organe – belastet.

Die logische Folge sind das Ansteigen von Blutfettwerten und Herz-Kreislauf-Erkrankungen. In Studien konnte nachgewiesen werden, dass die dauerhafte Senkung des Insulinspiegels zu einer Senkung der Blutfettwerte und damit auch zu einer Verbesserung von Herz-Kreislauf-Problemen führt.

Altersdiabetes schon bei Kindern?

Wir haben gesehen, dass vor allem „moderne" Lebensmittel unsere Bauchspeicheldrüse wieder und wieder zu Höchstleistungen in Sachen Insulinproduktion anregen.

Und so passiert es heute immer häufiger, dass sogar schon Kinder und Jugendliche von der so genannten Alterdiabetes oder der Diabetes Typ 2 betroffen sind.

Altersdiabetes wird diese Erkrankung deshalb genannt, weil sie früher nur bei älteren Leuten vorgekommen ist. Sie wird ausgelöst durch die nachlassende Produktionsfähigkeit der Bauchspeicheldrüse. Betrachten wir nun die Lebensmittel, die unsere Großeltern zur Verfügung hatten, stellen wir fest, dass Glyx-hohe Lebensmittel da kaum vorkamen. Die Bauchspeicheldrüse schraubte also erst nach vielen Jahren ihre Insulinproduktion zurück.

Die riesigen Mengen an Glyx-hohen Lebensmitteln, die heute zur alltäglichen Ernährung gehören, sorgen für eine stark erhöhte Insulinproduktion. Die Folge: Schon bei jungen

Leuten ist die Bauchspeicheldrüse „am Ende", Altersdiabetes bricht aus.

Meist ist diese Problematik dann gepaart mit der so genannten Insulinresistenz: Durch unser Dauer-Insulin-Hoch reagieren die Zellen, z.B. die der Muskeln, nur noch eingeschränkt auf Insulin (das gilt sowohl für das eigene als auch für gespritztes Insulin). Die Folge: Die Wirkung von Insulin lässt nach. Glukose kann nicht mehr im notwendigen Maße aus dem Blut entfernt werden.

Die Geschichte von Fit-Fetten, die schlank machen, und Fett-Fetten, die sofort auf die Hüften wandern

Fette

Nun zum zweiten Nährstoff der „großen 3" (Kohlenhydrate, Fette, Eiweiß), nämlich zum Thema „Fett". Auf den ersten Seiten haben wir uns ja schon intensiv mit Fett als Energielieferant beschäftigt. Nun betrachten wir einmal Fett als Nährstoff. „Fett macht Fett." Das ist einer der ausgeleierten Sprüche, mit denen wir es immer wieder zu tun haben. Man weiß allerdings heute viel mehr über diesen Stoff. Und wer sich intensiv mit diesem Thema beschäftigt, kommt zu dem Schluss: „Gar kein Fett macht noch fetter."

International anerkannte Studien haben nämlich bewiesen: Der komplette Verzicht auf Fett macht fett. Warum? Weil unser Körper Fett für viele lebensnotwendige Stoffwechselvorgänge benötigt. So werden aus Fett z.B. Zellmembranen hergestellt. Fett ist notwendig, um unsere Haut elastisch zu halten, sie vor Umwelteinflüssen zu schützen. Sie verwenden dafür eine Fettcreme? Das müssen Sie nur, wenn Ihr Körper nicht ausreichend Fett zur Verfügung stellen kann. Haben Sie sich schon einmal überlegt, warum man 99,9%iges Fett – nämlich Lachsöl (ggf. auch als Kapseln) – verwendet, um den Cholesterinspiegel zu senken und das Herz zu schützen? Und das bezweifeln weder Ärzte noch die Nahrungsmittelindustrie. Warum sonst würde Diätmargarine Omega-3- und Omega-6-Fettsäuren enthalten?!

Ein weiterer wichtiger Aspekt des Verzichts auf Fette ist die Aktivität unseres Stoffwechsels. Verweigern wir ihm nämlich die Zufuhr dieses Superenergie-Lieferanten, fährt er seine Arbeit auf das Nötigste zurück. Die Folgen? Kennen wir alle: Lustlosigkeit, Müdigkeit, Abgeschlagenheit, Depressionen, Konzentrationsprobleme – und Gewichtszunahme. Denn je weniger unser Körper arbeitet, desto weniger Kalorien werden verbraucht. Ein Teufelskreis, der nach Ansicht namhafter Experten einer der Gründe für die hohe Zahl an übergewichtigen Einwohnern von Industrieländern ist.

Der richtige Umgang mit Fett

Sie sehen schon: Fett zu verteufeln ist fatal. Das soll kein Freibrief sein für Schweinshaxe, Currywürstchen und Chips. Vielmehr ist es eine Aufforderung, sich intensiver mit dem Thema „Fett" auseinanderzusetzen.

Es gibt nämlich unterschiedliche Fette. Die einen machen fett, die anderen halten schlank und machen glücklich, zumindest wenn man richtig damit umgeht.

Fette, die fett machen

Das sind alle gesättigten Fettsäuren.
Diese findet man z.B. in
- ✓ Braten
- ✓ Wurst
- ✓ Fertigprodukten
- ✓ tierischen Fetten
- ✓ Kokosfett

Gesättigte Fettsäuren sind nicht nur besonders inaktiv und können keine Aufgaben im Körper mehr übernehmen, sondern füllen gerne und schnell unsere Fettzellen. Sie belasten das Herz-Kreislauf-System und erhöhen die Blutfettwerte.

Fette, die fit machen

Das sind ungesättigte Fettsäuren, und die finden wir vor allem in:
- ✓ bestimmten Pflanzenölen (z.B. Olivenöl)
- ✓ Fisch
- ✓ Nüssen (nicht verarbeitet)

Ungesättigte Fettsäuren übernehmen aktive Aufgaben im Stoffwechsel. Welche, das wollen wir uns im Folgenden einmal genauer ansehen.

Was die Fit-Fette alles in unserem
Stoffwechsel bewegen

Die guten Fit-Fette haben eine ganze Reihe von Eigenschaften, die man sich bei Fetten so gar nicht vorzustellen vermag.

Was Fette alles können:

- ✓ **Sie senken den Insulinspiegel und verhindern die Insulinresistenz.**
- ✓ **Sie aktivieren die Produktion von so genannten „guten Eicos" (Eicosanoide).**

  Das sind gute Gewebshormone, die schlank machen, das Blut verflüssigen, Entzündungen hemmen und den Insulinspiegel in Schach halten.
- ✓ **Sie sorgen dafür, dass das Satt-Hormon Leptin in der „Hungerzentrale" Hypothalamus (Hirnanhangdrüse) wieder wahrgenommen wird.**

  Leptin wird in den Fettzellen produziert und informiert unsere Hungerzentrale, wenn ausreichend Fett im Körper eingelagert ist. Dann lässt unser Hunger nach. Das sollte zumindest so sein. Sind wir nämlich zu dick, wird Leptin so stark überproduziert, dass seine Information im Hirn nicht mehr richtig verstanden wird. Fit-Fette räumen dieses Unverständnis aus. Die Hirnanhangdrüse kann wieder auf Leptin reagieren und gibt uns endlich wieder die richtige Information: **„Du bist satt!"**
- ✓ **Fit-Fette (z.B. Omega-3-Fettsäuren) blockieren die Produktion von Enzymen, die für den Einbau von Fett in Fettzellen benötigt werden.**

  Auf gut Deutsch: Nehmen wir ausreichend Omega-3-Fettsäuren zu uns, wird das Auffüllen der Fettzellen erschwert.

✓ **Fit-Fette beschleunigen den Fettabbau im Gewebe und die Fettverbrennung in der Muskulatur.**
Das wird hauptsächlich dann spürbar, wenn man Sport macht.

Eine genaue Liste der besonders empfehlenswerten Fettlieferanten finden Sie am Ende des Buches.

Die Geschichte vom Eiweiß und warum wir es gerade beim Umbau von Fett- in Muskelmasse so dringend brauchen

Eiweiß

Und nun zum Dritten im Bunde der großen drei, dem Eiweiß.

Aus Eiweiß bildet unser Körper nicht nur Muskeln, Haare, Nerven, Blut und Organe. Eiweiß, unser lebenswichtiger Lieferant von Aminosäuren, ist auch für die Bildung von Hormonen und Enzymen verantwortlich, ohne die unser Körper nur ein lebloses Nebeneinander von Organen wäre.

Immer wieder hört man, dass wir zu viel Eiweiß zu uns nehmen. Aber hier verhält es sich genauso wie bei den Fetten und auch den Kohlenhydraten: Auf die Qualität kommt es an.

Oft sagt die reine Angabe des Eiweißgehalts nichts darüber aus, ob es sich bei einem Lebensmittel um einen guten oder schlechten Eiweißlieferanten handelt.

Welcher Eiweißlieferant ist der beste?

Für die Bewertung der Eiweißqualität muss man vielmehr die Kombination von zwei Aspekten berücksichtigen:

1. Wie gut kann das Eiweiß vom Körper verwertet werden?
2. Wie umfassend ist der Gehalt an Aminosäuren und welche Aminosäuren sind enthalten (die so genannte „biologische Wertigkeit")?

Zu Punkt 1:
Eiweißlieferanten sind oft Nährstoffe, die recht schwer verdaulich sind. Das heißt, unser Magen mit seinem aggressiven Magensaft hat Probleme, die langen Eiweißketten in kürzere Ketten zu zerlegen, was aber notwendig ist, damit sie ins Blut aufgenommen werden können. Gelingt das nicht, können die Aminosäuren ihre Arbeit im Stoffwechsel nicht aufnehmen. Die Aufnahme von Eiweiß ist dann unwirksam. Die im Darm verbleibenden Eiweißreste können vielmehr zu einer Darmverunreinigung führen.

Zu Punkt 2:
Wie komplex ist der Gehalt an Aminosäuren (biologische Wertigkeit)?
Dazu gehören:

✓ essenzielle Aminosäuren, die man regelmäßig zuführen muss, weil unser Körper sie nicht selbst herstellen kann; essenzielle Aminosäuren sind: Histidin, Isoleucin, Leucin, Lysin, Methionin, Phenylalanin, Threonin, Tryptophan und Valin;
✓ semiessenzielle Aminosäuren, die vom Körper zwar aus essenziellen Aminosäuren hergestellt werden können, die aber unter bestimmten Bedingungen (Krankheit, Sport,

erhöhter Bedarf) nicht in ausreichender Menge hergestellt werden können und dann über die Nahrung zugeführt werden müssen; semiessenzielle Aminosäuren sind: Arginin, Cystein, Glutamin und Tyrosin;

✓ nichtessenzielle Aminosäuren, die vom Körper aus den essenziellen Aminosäuren hergestellt werden können; nichtessenzielle Aminosäuren sind Alanin, Asparagin, Cystein, Glutaminsäure, Glycin, Methionin, Prolin, Serin.

Je umfassender nun die Zusammensetzung eines Eiweißlieferanten ist, desto höher seine biologische Wertigkeit.

Beachten Sie: Da die körpereigene Produktion von Aminosäuren allerdings immer eine gute Ausstattung mit Ausgangsstoffen voraussetzt, wird unter bestimmten Bedingungen die Aufnahme aller Aminosäuren empfohlen, z.B. bei Diäten.

Bewertet man nun die Kombination aus Punkt 1 (Verwertbarkeit) und Punkt 2 (Zusammensetzung), erhält man den so genannten „Protein Digestibility Corrected Amino Acid Score", oder kurz PDCAAS, von Eiweißlieferanten.

Eiweißgehalt, biologische Wertigkeit und der so genannte PDCAAS

Die Rangliste der Eiweißlieferanten bei einer Bewertung gemäß PDCAAS von 0 (schlechtester Wert) bis 1 (bester Wert) [*]

Lebensmittel	Eiweißgehalt in %	PDCAAS
Molke	11,6	100
Eiweiß	12,0	100
Milch	3,3	100
Huhn	19,9	100
Sojamehl, entölt	40,8	100
Pute	20,2	97
Fisch	18,0	96
Rindfleisch	21,0	92
Schweinelende	21,5	87
Erbsen	6,5	70
Kidneybohnen	6,9	68
Roggen	8,8	68
Reis	7,2	66
Kartoffeln	2,0	62
Vollkornweizen	10,6	54
Linsen	23,5	52
Mais	8,0	51
Erdnüsse	25,3	25

[*] Diese Tabelle soll nur einen ungefähren Überblick geben. Unterschiedliche Fisch- oder Fleischsorten können einen unterschiedlichen Eiweißgehalt aufweisen. Die angegebenen Werte sollen als Anhaltspunkt dienen.

Erhöhen Sie die biologische Wertigkeit durch die richtige Kombination

Die biologische Wertigkeit von Eiweißlieferanten kann man dadurch erhöhen, dass man sie zusammen mit anderen Lebensmitteln kombiniert. Gute Kombinationen: Kartoffeln mit Ei oder Quark, Getreide mit Hülsenfrüchten, Fisch mit Reis ...

Übrigens: Die Wertigkeit von Eiweiß kann auch dadurch erhöht werden, wenn man es zusammen mit Eigelb isst. Womit wir wohl mit dem Irrglauben aufgeräumt hätten, dass Eier ungesund sind.

Ganz im Gegenteil: In Maßen verzehrt (und das gilt eben für fast alle Lebensmittel) sind Eier hervorragende Lieferanten für viele Nährstoffe.

Wie viel Eiweiß braucht man?

Man benötigt 1 g Eiweiß pro kg Körpergewicht (also bei 60 kg ca. 60 g Eiweiß). Diese sollten möglichst über den Tag verteilt aufgenommen werden. Wer Probleme mit der Verdauung hat: Säure hilft, Eiweiß besser zu verdauen, z.B. Zitrone oder Apfelessig.

Eiweiß ist ein Fatburner

Was aber bedeutet eigentlich dieses viel zitierte Wort „Fatburner"? Ganz einfach: Ein Fatburner ist ein Stoff, bei dessen Aufnahme Fett aus den Fettzellen herausgeholt und in aktiven Zellen verbrannt wird.

Warum aber ist Eiweiß ein Fatburner? Nehmen wir Eiweiß in Form von Lebensmitteln zu uns, muss der Körper Energie aufbringen, um das fremde Eiweiß in körpereigenes umzuwandeln. Das funktioniert allerdings nur bei mageren und gesunden Eiweißlieferanten.

Am Beispiel Fisch sehen wir:

1 g Nahrungseiweiß hat 4 kcal. 25 % (also 1 kcal) muss der Körper für die Umwandlung aufwenden. Diese Energie holt er sich aus den Fettzellen.

Eiweiß verhindert den Muskelabbau

Gerade bei Diäten ist es wichtig, ausreichend Eiweiß über die Nahrung aufzunehmen. Denn sonst wird Muskelmasse abgebaut und zur Eiweißversorgung verwendet. Eine Maßnahme unseres Körpers, die unserem Ziel, Fettmasse ab- und Muskelmasse aufzubauen, entgegensteht.

Wissenswertes über Fatburner, Trinken, Alkohol und Zucker

Fatburner

Die tatsächliche Bedeutung des englischen Wortes „Fatburner" ist der „Fettverbrenner". Fatburner bedeutet, dass irgendetwas die Fettverbrennung anregt, also unseren Körper dazu anregt, Fettdepots aufzulösen und die Fette in den aktiven Zellen zu verarbeiten.

Folglich kann man einen solchen Fatburner in allen möglichen Bereichen finden. Dazu gehören natürlich zuerst einmal **Bewegung und sportliche Betätigung.** Aber es gibt auch eine ganze Reihe von Nährstoffen, die in den Bereich der Fatburner gehören.

Fatburner-Nährstoffe oder -Lebensmittel sind z.B.

- gutes Eiweiß
- gute Fette
- Obst
- Pu-Erh-Tee
- Apfelessig
- Vitamin C
- Vitamin B3 und B6
- Zink
- Chrom
- Selen
- Magnesium
- Carnitin

Trinken

Der Wasserhaushalt in unserem Körper spielt eine besonders wichtige Rolle. Fast alle Körperfunktionen sind davon abhängig, dass dem Körper ausreichend Flüssigkeit zugeführt wird. Und das sind 2–3 Liter Wasser pro Tag.

Viele Leute trinken zu wenig und wissen das auch. Aber überlegen Sie mal, wie viel weniger schlimm es ist, sich zum Trinken zu zwingen, als unter all den Problemen zu leiden, die davon kommen, dass man zu wenig trinkt:

- ✓ Kopfschmerzen
- ✓ Ödeme (dicke Beine, Finger, Arme ...)
- ✓ Nierenprobleme
- ✓ schlechte Verdauung,

um nur einige wenige zu nennen.

Trinken ist wichtig. Empfehlenswert sind Wasser, ungesüßte Kräuter- oder Früchtetees, Frucht- und Gemüsesäfte.

Wer gerne Kaffee trinkt, sollte wissen: Kaffee gilt im ernährungsmedizinischen Sinne nicht als Flüssigkeit. Im Gegenteil: Pro Tasse Kaffee sollte man mindestens 1 Glas Wasser zusätzlich trinken. Für die Glyx-Diät (und den Glyx-Alltag) hat es einen weiteren Vorteil, wenn man viel trinkt. Die Flüssigkeit füllt den Magen und das führt zu einem Sättigungsgefühl.

Getränke, die besonders empfehlenswert sind:
- ✓ Wasser (am besten mit Zitrone)
- ✓ Früchte- und Kräutertees
- ✓ Fruchtsäfte
- ✓ Gemüsesäfte

Weniger empfehlenswert, aber noch keine Sünde:
- ✓ Light-Getränke
- ✓ Kaffee
- ✓ Fruchtsäfte mit Süßstoff
- ✓ Fitnessgetränke ohne Zuckerzusatz

Und das gehört dann schon zu den Sünden:
- ✓ Colagetränke
- ✓ Limonade
- ✓ Fitnessgetränke
- ✓ Kakao mit Sahne und Zucker

Ein paar Worte zum Thema Alkohol

„Alkohol macht dick" – auch wieder so einer von den Sprüchen. Doch was ist wahr daran?

Grundsätzlich richtig ist, dass alkoholische Getränke, in größeren Mengen genossen, nicht gerade gut für den Körper und die Figur sind. Denn Alkohol wird ja durch die Gärung von Zucker gewonnen. Also steckt wieder mal der „böse Zucker" hinter dem Problem.

Am ungünstigsten sind:
- ✓ Bier (dabei ist herbes Bier – also z.B. Pils – schlechter als süßliches Bier – wie z.B. Export)
- ✓ Liköre
- ✓ Schnäpse
- ✓ süßer Wein (Spätlese, Auslese ...)

Eher empfehlenswert sind:
- ✓ trockener Rot- oder Weißwein

Davon kann man ein Gläschen täglich zum Essen sogar durchaus empfehlen.

Wichtig: Trinken Sie Alkohol möglichst zum Essen. Dann vermischt er sich mit dem Speisebrei und wird nicht sofort als Zucker ins Blut eingebaut.

Und noch eine interessante Geschichte:

Ist Ihnen schon mal aufgefallen, dass man an Tagen nach besonders hohem Alkoholgenuss besonders große Lust auf Kohlenhydrate hat? Auch das hängt mit dem Insulinspiegel zusammen. Denn die massive Aufnahme von Alkohol (also

Zucker) treibt den Insulinspiegel extrem nach oben. Die Folge: Der Blutzuckerspiegel sinkt drastisch ab.

Und was passiert: Es geht Ihnen nicht gut (weil die Organe schlecht versorgt sind) und Ihr Körper schreit nach Zucker, um die Unterzuckerung zu stoppen.

Alkoholiker leiden deshalb häufig unter Unterzuckerung.

Süßstoffe

Neueste, groß angelegte unabhängige Studien haben bewiesen, dass Süßstoff nicht nur ungesund ist und zu Wassereinlagerungen führt, sondern auch den Insulinspiegel anhebt. So wurde nachgewiesen, dass jeder süße Geschmack (also auch Süßstoff), den wir auf der Zunge wahrnehmen, bereits 2 Minuten später einen Insulinpique (sprich „piek"), d.h. einen Anstieg des Insulinspiegels auslöst. Zu einem Zeitpunkt also, zu dem dieser Stoff unmöglich im Blut angelangt sein kann. Die Zunge gibt als Geschmacksorgan schon mal einen Hinweis darauf, dass Glukose zu erwarten ist, die verarbeitet werden muss.

Wurde der Insulinanstieg nun tatsächlich durch irgendeinen „echten" Zucker ausgelöst, steht bereits Insulin bereit, um gleich mit der Verarbeitung der Glukose zu beginnen. Haben wir aber statt Zucker Süßstoff zu uns genommen, läuft das Insulin sozusagen ins Leere und beginnt nach einiger Zeit, nach Glukose zu schreien. Die Folge: Wir bekommen Heißhunger.

So konnte in Langzeitstudien mit Abnehmwilligen gezeigt werden, dass die Probanden, die überwiegend mithilfe von Süßstoff abgenommen haben, schneller und mehr wieder zunahmen als die Probanden, die mit maßvollen Mengen an Zucker gearbeitet haben.

Also: Süßstoff in kleinen Mengen ist o.k. Meiden Sie jedoch mit Süßstoff versetzte Lebensmittel wie Jogurt ohne Zucker o.Ä.

Weitere Informationen finden Sie auf den letzten Seiten.

Zucker in Lebensmitteln

Bei der Auswahl Ihrer Lebensmittel sollten Sie beachten, dass viele scheinbar gesunde Lebensmittel mit Zucker verarbeitet werden (übrigens auch sehr viele Nahrungsergänzungsmittel). So enthalten sehr viele Vollkornbrotsorten übelste Zucker (z.B. Glukosesirup), damit sie schön dunkel werden. Vollkornbrot kann komplett ohne Sirup verarbeitet werden. Bitte achten Sie bei der Auswahl darauf. Und lassen Sie sich nicht von dem Wort „Bio" irritieren. Auch viele Bio-Brote enthalten Sirup.

Zudem dürfen Lebensmittel, auch wenn sie die Aufschrift „ohne Zucker" tragen, nach EU-Recht zwar keinen weißen Zucker enthalten, sehr wohl aber alle anderen Zuckersorten, also z.B. auch die billigste und schlechteste Form von Zucker, nämlich Glukosesirup. Beachten Sie das bei Ihren Einkäufen, z.B. von Bonbons etc.

Weitere Infos zu Zuckersorten etc. finden Sie auf den letzten Seiten.

Wenigstens ein bisschen mehr Bewegung

Der Fatburner und Fitmacher Nr. 1 heißt ganz eindeutig: Bewegung. Empfohlen werden viele hervorragende und wirksame Sportarten: vom Powerwalking über Trampolinspringen,

Laufen, Walking, Fitnesstraining oder Fatburner-Gymnastik für zuhause. Es gibt unzählige Arten, sich gesund zu bewegen.

Alles tolle Ideen, und wer unter all diesen Dingen etwas gefunden hat, was dauerhaft für ihn passt, der kann sich wirklich glücklich schätzen. Und der wird mit der Umsetzung des Glyx-Alltags sicher auch am wenigsten Probleme haben.

Sie merken schon, wichtig sind der Spaß und – wieder einmal – die Umsetzbarkeit. Denn es ist zwar von Anfangserfolg gekrönt, wenn man täglich mindestens eine halbe Stunde im Abstellraum Luftsprünge auf dem Trampolin vollzieht oder sich täglich eine Stunde mit Gleichgesinnten zum Powerwalking trifft. Doch wirklich Sinn hat es nur dann, wenn Sie sich eine Möglichkeit ausgesucht haben, die in Ihren Alltag passt. Denn nicht jeder hat neben Job, Kindern, Essenkochen, Hin- und Herfahren, Wäschewaschen, Bügeln usw. noch Zeit, täglich ins Fitness-Studio zu gehen.

Deshalb einige Tipps, die Ihnen vielleicht weiterhelfen können:

✓ Wenigstens während der ersten 4 Wochen sollten Sie vermehrt Sport treiben. Überlegen Sie dabei mal, welcher Sport oder welche Bewegungsart Ihnen am ehesten liegt. Was haben Sie z.B. früher als Kind oder Jugendlicher im Sportunterricht am meisten gemocht? Ballsportarten, Seilspringen oder Gymnastik? Vielleicht wollten Sie immer schon mal mit dem Reiten, dem Tennis oder Tanzen anfangen. Haben Sie früher nicht immer so gern im Garten gearbeitet? Oder nehmen Sie eine Zeit lang einen Pflegehund an. Seien Sie kreativ und gönnen Sie sich den Spaß!
Denn entscheidend ist nicht, welche Art der Bewegung aus sportmedizinischer Sicht die beste ist. Wichtig ist, dass sie Ihnen Spaß macht.

✓ Suchen Sie sich danach einen oder mehrere feste Termine, an denen Sie unproblematisch Sport betreiben können.

✓ Was halten Sie z.B. von *dieser* Idee? Stellen Sie sich irgendein Fitnessgerät, zum Beispiel einen Heimtrainer, ins Wohnzimmer, in die Küche oder einen Raum, in dem man sich gemeinsam aufhält (auf keinen Fall ins Wäschezimmer, das Schlafzimmer oder den Abstellraum). Sicher haben Sie eine Zeitschrift, die Sie gerne lesen, oder eine Fernsehsendung oder -serie, die Sie regelmäßig anschauen. Setzen Sie sich aufs Rad und lesen Sie oder schauen Sie sich Ihre Lieblingsserie an, und Sie haben mehrere Fliegen mit einer Klappe geschlagen. Und noch eins: Es ist nicht entscheidend, dass Sie Höchstleistungen in Sachen Geschwindigkeit oder Belastung erbringen. Lassen Sie's langsam angehen. Wichtig ist die Dauer: Sie müssen mindestens eine halbe Stunde fahren, um den Fettabbau aktiv anzukurbeln.

✓ Versuchen Sie möglichst viele Wege zu Fuß zu machen.

✓ Gewöhnen Sie sich an, sich während der Alltagsbeschäftigungen bewusster zu bewegen. Gehen Sie Treppen schneller und mit mehr Einsatz der Wadenmuskulatur (Ferse hinten überstehen lassen, nach unten durchtreten und dann nach oben anspannen), wippen Sie beim Essenkochen oder Bügeln mit den Füßen (verlagern Sie Ihr Gewicht immer wieder vom ganzen Fuß auf die Zehenspitzen). Pumpen Sie intensiv mit Ihren Händen (Faust kräftig öffnen und schließen), wenn Sie gerade mal Ihre Hände nicht brauchen. All das regt die Durchblutung und Entschlackung enorm an. Vielleicht nicht gerade **das** Fitnessprogramm, aber auf jeden Fall besser als gar nichts!

✓ Und zu guter Letzt: Suchen Sie sich Mitstreiter! Mit Gleichgesinnten macht alles mehr Spaß. Am besten ist es, wenn Sie ein Familienmitglied überzeugen können (vielleicht sogar

Ihren Partner?). Gemeinsame Unternehmungen, Rezepte und Erfahrungen austauschen, Erfolge oder vielleicht auch mal einen Misserfolg – im Team geht alles leichter.

Wichtig: Mindestens 4 Stunden vorm Training oder vor der Bewegung keine Kohlenhydrate. Denn wer Insulin im Blut hat, kann zwar sein Herz-Kreislauf-System stärken und Muskeln aufbauen. Aber Sie wissen ja: An die Fettreserven kommen wir mit Insulin im Blut nicht ran – und da wollen wir doch hin.

Wer gerne vorm Sport etwas essen will: Erlaubt sind Walnüsse, Milchprodukte (ohne Zucker), ein Stück Schinken oder Käse. Aber keine Kohlenhydrate!

Schlank über Nacht – gibt's das?

Wie so oft haben wir's mal wieder mit einer faustdicken Übertreibung zu tun, die allerdings auf einem wissenschaftlich fundierten Hintergrund beruht.

Warum gibt es die Behauptung, dass man über Nacht schlank werden kann, und was hat es damit auf sich, dass man abends möglichst keine Kohlenhydrate mehr essen soll?

Auch das hat wieder mit unserem Wunderhormon, dem Insulin zu tun. Denn wer nach 18.00 Uhr keine Kohlenhydrate mehr isst, hat ab 22.00 Uhr kein Insulin mehr im Blut.

Das ermöglicht unserem Körper die Produktion von Junghormonen, die

- nur nachts produziert werden können;
- nur produziert werden können, wenn kein Insulin im Blut ist.

Und diese Junghormone haben einen immensen Einfluss auf unsere Gesundheit, unser Aussehen und unsere Gewichtsverteilung.

Sie machen fit, unterstützen den Aufbau von Muskulatur und den Abbau von Fettmasse. Sie festigen das Bindegewebe und die Haut und bringen uns eben ein bisschen *die* Eigenschaften zurück, die die Jugend ausmachen.

Zudem hat unser Lieblings-Schlankhormon Glukagon nun die Chance, eine ganze Nacht lang Fettzellen zu leeren.

Meist kann man schon am nächsten Morgen feststellen, dass man nicht nur „besser drauf" ist. Auch die Haut sieht besser aus und ist straffer.

So viel also zum Thema „Schlank im Schlaf".

Und so beginnen Sie Ihr eigenes Glyx-Konzept

Auf zu neuen Ufern

So – das Wissen um Nährstoffe und ihre Aufgaben im Körper, um Bewegung, Trinken und ein paar Tricks, wie Sie Ihren inneren Schweinehund überlisten können, haben Sie jetzt zusammen. Es bestehen keine Hindernisse mehr. Wer wirklich entschlossen ist, kann jetzt loslegen.

Es soll doch eine Art Neuanfang sein. Weg von den engen Klamotten, dem fürchterlichen Blick in den unbarmherzigen

Spiegel. Weg von der Entscheidung, zurzeit mal lieber nicht auf die Waage zu gehen und weg vom schlechten Gewissen beim Essen.

Es soll nicht der Neuanfang sein, der uns zu einem neuen Menschen macht, mit neuen Idealen wie „Nie mehr Alkohol", „Feiern ist schrecklich", „Nie wieder Schnitzel mit Pommes frites, Torte oder all die schrecklichen Dinge" oder „Nur wer morgens nach dem Aufstehen eine Stunde läuft, kann wirklich glücklich sein". Nicht der Neuanfang hin zum Naturmenschen, der nur von Körnern und Rohkost lebt und stundenlang durch die Wälder streift.

Entschuldigen Sie die leichte Übertreibung, aber ist dieses Schwarz-Weiß-Denken nicht das, was einen oft abhält, überhaupt mit irgendeiner Umstellung zu beginnen, weil man so etwas ohnehin nicht über längere Zeit durchhalten kann?

Unser „Aufbruch zu neuen Ufern" soll es uns vielmehr ermöglichen, zuerst einmal ein paar Pfunde – auf vernünftige Weise – zu verlieren, um dann eigenverantwortlich mit unserem Gewicht umgehen zu können.

Und vergessen Sie nicht: Ein gewisser Verzicht ist nötig, aber die Ernährung nach dem Glyx beinhaltet durchaus viele leckere Lebensmittel. Finden Sie heraus, welche der guten Lebensmittel Ihnen besonders schmecken und bauen Sie diese regelmäßig in Ihren Essensplan ein!

Am Anfang muss man seinen Körper nun mal umstellen

Suchen Sie sich also für den Beginn Ihrer Glyx-Diät einen Tag aus, an dem es voraussichtlich nicht zu besonders viel Stress oder zu anderen Katastrophen kommen wird. Häufig beginnt man montags, wo doch jeder von uns weiß, dass Montag meist nicht gerade der meistgeliebte Tag der Woche ist. Man kommt – nach einem gemütlichen Wochenende – wieder an den Arbeitsplatz zurück, muss wieder in die Schule. Es gibt so viele Gründe, warum Montag nicht gerade ideal ist, zu neuen Ufern aufzubrechen.

Vielleicht haben Sie auch noch einen oder zwei Urlaubstage, die Sie für den Beginn der Diät verwenden können. Manche mögen's aber lieber, wenn sie an diesen Tagen besonders viel zu tun haben. **Wie Sie den Tag planen, bleibt Ihnen überlassen, wichtig ist nur, dass die Planung zu Ihnen passt.**

Planen macht Spaß

✓ Bestücken Sie vor Beginn der Diät Ihren Vorratsschrank mit Lebensmitteln mit niedrigem Glyx-Wert, guten Fett- und Eiweißlieferanten. Wie gefährlich wäre es doch, wenn Sie schon am ersten Tag beim Blick in den Kühlschrank nur Leberwurst und Salami, Kuchen und Schokolade angrinsen würden.

✓ Klären Sie schon vorher ab, welche Form der Bewegung für Sie die beste ist. Beginnen Sie vielleicht an diesem Tag mit Ihrem lange ersehnten Tanzkurs oder stellen Sie sich zuhause das Fitnessgerät bereit, für das Sie sich entschieden haben. (siehe auch im Kapitel „Bewegung")

✓ Planen Sie eine ganze Woche im Voraus. Überlegen Sie sich, was sie an welchem Tag gerne essen würden und wann welche Mahlzeit für Sie passend ist. Also: Wenn Sie am Mittwoch um 18.00 Uhr zum Tanztraining wollen, haben Sie keine Zeit, sich abends eine großartige Mahlzeit zuzubereiten. Einen mehrseitigen Planungsbogen für Ihr persönliches Glyx-Konzept finden Sie am Ende dieses Buches.

So beginnen Sie die Glyx-Diät

Welche Sie wählen, hängt wieder von Ihrer Person ab.

Möglichkeit 1:
Sie wählen die „brutale" Methode und essen bis zu 3 Tage lang nur Suppe. Dazu können Sie jede Form von Brühe wählen, am besten ist Gemüsesuppe mit Gemüsebeilage, Kohlsuppe (ein paar Anregungen finden Sie unter „Ganz einfach: Kochen und Essen nach dem Glyx-Konzept") – natürlich keine gebundenen Suppen!

Und vergessen Sie nicht, dabei viel zu trinken. Jede Stunde ein Glas Wasser – möglichst mit Zitrone. Erlaubt sind Gemüsesäfte (nicht rote Beete oder Karotten), ungesüßte Früchte- und Kräutertees.

Wer das geschafft hat, hat den größten Teil der Wegstrecke schon hinter sich. Denn der „Teufelskreis der Hormone" ist durchbrochen – der Weg zu neuen Ufern frei.

Danach beginnen Sie mit der normalen Glyx-Diät. Dabei essen Sie täglich 3–5 Mahlzeiten, die ausschließlich aus Lebensmitteln mit niedrigem Glyx-Wert, guten Fetten und Eiweiß bestehen. Achten Sie darauf, dass zwischen kohlenhydrathaltigen Mahlzeiten immer mindestens 5 Stunden liegen.

Möglichkeit 2:

Sie wählen die weniger brutale Methode und beginnen gleich mit einer normalen Glyx-Diät-Ernährung (3–5 Mahlzeiten), bei der Sie nur Lebensmittel mit niedrigem Glyx-Wert, guten Fetten und Eiweiß als Grundlage wählen.

So dauert es vielleicht etwas länger, bis man den Teufelskreis der Hormone durchbricht – für viele ist es aber einfacher.

Ihre persönliche Glyx-Diät

In unserer Beschreibung unterscheiden wir ganz gezielt zwischen Glyx-Diät und Glyx-Alltag.

Was hier unter dem Begriff Glyx-Diät beschrieben wird, bezieht sich ausschließlich auf die Zeit der aktiven Glyx-Diät, die den Weg für eine neue Basis (Gewichts- und Fettbasis) schaffen soll. Diese Diät sollte über einen Zeitraum von mindestens 4 Wochen durchgehalten werden, bevor der Glyx-Alltag beginnt.

Welche Nährstoffe zu welcher Tageszeit?

✓ Beginnen Sie morgens mit einer Mahlzeit, die sowohl gutes Eiweiß als auch gute Kohlenhydrate enthält.

✓ Das Mittagessen ist dazu da, den Kohlenhydrathaushalt aufzufüllen. Nudeln, Reis oder Kartoffeln sollten da nicht fehlen.

✓ Abends sollten Sie möglichst (zumindest nach 18.00 Uhr) ganz auf Kohlenhydrate verzichten. „Leichter gesagt als getan", werden Sie sagen, „das Abendessen ist unsere einzige gemeinsame Mahlzeit. Wenn da nichts Vernünftiges auf den

Tisch kommt, können Sie das demnächst in der Bild-Zeitung lesen. Schlagzeile: „Hungrige Familie erschlägt Mutter. Schlankheitswahn hat sie besiegt". Aber Spaß beiseite. Wenn das Abendessen Ihre gemeinsame Mahlzeit ist, dann verzichten **Sie** eben auf die Beilagen. Keine Angst – nicht für immer! Sondern nur für diese lächerlichen vier Wochen – das wird doch wohl zu schaffen sein, oder?

Die wichtigsten Grundregeln, die man während der Glyx-Diät unbedingt beachten sollte

1. Verzichten Sie komplett auf Fertiggerichte o. Ä.
2. Essen Sie viel Fisch.
3. Achten Sie darauf, dass sowohl Kohlenhydrate, Fette als auch Eiweiß auf Ihrem Speiseplan stehen (nur die von der guten Sorte).
4. Mischen Sie Fit-Fette und Eiweiß mit guten Kohlenhydraten.
5. Trinken Sie stündlich ein Glas Wasser – am besten mit Zitrone.
6. Verzichten Sie während der Glyx-Diät möglichst ganz auf Alkohol (ein Glas trockener Weiß- oder Rotwein zum Essen ist ab und zu erlaubt).
7. Früchte (vor allem die heimischen, z.B. Äpfel) sind als Zwischenmahlzeit ungeeignet, besser sind kohlenhydratfreie Zwischenmahlzeiten wie Gemüse, Jogurt, Nüsse etc.
8. Essen Sie wenn möglich nach 18.00 Uhr keine Kohlenhydrate mehr, auf keinen Fall aber Kohlenhydrate mit mittlerem oder hohem Glyx-Wert.
9. Ein Salat mit Olivenöl als Vorspeise macht satt und versorgt mit wichtigen Fatburnern.

10. Süßen Sie während der Diät nicht mit Zucker, sondern mit Honig, Ahornsirup, Apfel-, Birnen- oder Agavendicksaft. Reiner Fruchtzucker hat zwar weniger hohe Glyx-Werte als zum Beispiel Weißbrot. Trotzdem sollten Sie während der Diät weitestgehend darauf verzichten. Süßstoff bitte nur in geringem Maße (1 oder 2 Stück pro Tag im Kaffee oder Tee). Mehr ist ungesund und fördert den Heißhunger.

11. Verzichten Sie unbedingt auf alle Softdrinks wie Limo, Cola etc. Wenn überhaupt, greifen Sie auf Light-Getränke ohne Zucker zurück.

12. Gegen Kaffee ist **in Maßen** nichts einzuwenden. Das Koffein kurbelt die Verbrennung an. Aber bitte beachten Sie: Pro Tasse Kaffee mindestens 1 Glas Wasser trinken. Kaffee gilt im ernährungsmedizinischen Sinne nicht als Getränk.

13. Nutzen Sie die Fatburner-Eigenschaften von Gewürzen und Kräutern.

14. Denken Sie an Ihre Bewegung.

Und was ist, wenn man doch mal ins Restaurant geht oder in der Kantine isst? Kein Problem. Berücksichtigen Sie einfach dieselben Regeln, die Sie auch zuhause berücksichtigen. Viel Wasser trinken (lassen Sie sich das Wasser mit Zitrone servieren). Genießen Sie vor dem Essen einen Salat mit Olivenöl (vielleicht einen mit Nüssen). Danach können Sie Fisch oder helles Fleisch essen, zum Beispiel mit Naturreis, Vollkornteigwaren oder Gemüse. Auf dicke Soßen müssen Sie allerdings verzichten.

Und noch ein Tipp: Nutzen Sie die vier Wochen, um auch etwas für Ihre Schönheit zu tun. Regelmäßige Pflege baut Sie auf. Es macht immer mehr Spaß, schlank und fit auszusehen.

Wie viel und wie schnell können Sie mit unserem Glyx-Konzept abnehmen?

Wie viel man während der Glyx-Diät abnehmen kann, hängt von vielen Faktoren ab:

✓ Wie lange kämpfen Sie schon mit Ihrem Übergewicht?
✓ Wie hoch ist Ihr Fettanteil im Körper?
✓ Wie gut funktioniert Ihr Stoffwechsel?
✓ Wie stark und wie lange sind Sie schon vom „Teufelskreis der Hormone" betroffen?
✓ Wie oft treiben Sie Sport?
✓ Wie konsequent halten Sie sich an die Vorgaben?

Allerdings sind 1–2 Kilo pro Woche keine Seltenheit. Und bedenken Sie: Es ist ja nur der Beginn des Weges. Denn wenn Sie sich weiterhin – mit allen Kniffen und Tricks – an das neu Gelernte halten, werden die Pfunde im Glyx-Alltag nach und nach weiter purzeln, vor allem aber die „Fettpfunde".

Was haben Sie mit Ihrem 4-wöchigen Einsatz erreicht?

✓ Der Fettanteil Ihres Körper ist reduziert.
✓ Der Teufelskreis der Hormone, die dick und hungrig machen, ist gebrochen.
✓ Sie haben den Weg freigemacht für Schlank-, Jung- und Satthormone.
✓ Ihr Kalorienverbrauch ist erhöht (durch mehr Muskel- und weniger Fettmasse). Dadurch können Sie das erreichte Gewicht leichter und länger halten.
✓ Ihre Figur ist fester, Problemstellen sind vielleicht schon sichtbar weniger geworden.

✓ Vielleicht haben Sie wieder Ihre frühere Kleidergröße erreicht und können Ihre Lieblingsklamotten anziehen.

Ihr persönlicher Glyx-Alltag

Ein ganz wichtiger Aspekt des persönlichen Glyx-Konzepts ist die Zeit nach der Glyx-Diät, nämlich der Glyx-Alltag. Denn mit Abschluss der Glyx-Diät ist natürlich der Umbau in Ihrem Körper längst nicht abgeschlossen. Sie haben jetzt alle Möglichkeiten, ohne Verzicht den Umbau Ihres Körpers immer weiter zu vervollständigen (immer weniger Fettmasse, festere Figur, schönere Haut und festeres Bindegewebe).

Auf keinen Fall aber kann dieser Glyx-Alltag bedeuten: Verzicht auf ewig. Er sollte vielmehr bedeuten: Bewusster mit so genannten Ernährungssünden umgehen. Und um diese Hürde zu meistern, haben wir jetzt schon eine Menge gelernt und geleistet – einige Tipps werden noch folgen.

Was kann man also gegen solche Ernährungssünden tun:
✓ Zuerst muss man wissen, was die Ernährungssünden eigentlich sind, aber die kennen Sie ja mittlerweile wahrscheinlich in- und auswendig.
✓ Wichtig ist auch zu wissen, was eigentlich passiert, wenn man beim Essen sündigt.
✓ Und was kann man als Gegenmaßnahme tun, wenn man mal gesündigt hat?
Was Ernährungssünden sind, haben wir schon gelernt und wir wissen nun auch, welche Lebensmittel welche Auswirkungen auf unseren Fetthaushalt und unsere Gesundheit haben.

Sie sind nun also durchaus in der Lage, Ihre tägliche Ernährung so anzupassen, dass Sie nicht aus reinem Unwissen Lebensmittel zu sich nehmen, die Ihnen mehr schaden als nützen.

✓ Planen Sie also Ihren normalen Alltag ein bisschen um und verzichten Sie – **immer dort, wo es kein großes Problem ist** – auf Lebensmittel mit hohem Glyx, Fett-Fette und schlechtes Eiweiß.
✓ Genießen Sie Ihre Ernährungssünden bewusst und ohne Reue. Und lassen Sie einfach einen Tag mit besonders guter Ernährung auf einen Tag der Sünde folgen (oder auch mehrere Tage).
✓ Im Urlaub oder während der Feiertage kann man zwischendurch immer mal auf gute Lebensmittel zurückgreifen, um den Teufelskreis der Hormone nicht wieder komplett ins Rollen zu bringen.
✓ Greifen Sie zu den alten Tricks (s. S. 81ff.), um immer mal wieder zu etwas Bewegung zu kommen.
✓ Beginnen Sie erneut mit 4 Wochen Glyx-Diät, wenn das Ganze mal wieder komplett aus dem Ruder gelaufen ist.

Der normale Tag: So viel Kohlenhydrate, Eiweiß und Fette braucht man

Natürlich wollen wir nicht alle gleich Ernährungsberater werden, aber es gibt eine Reihe von Basiswerten, die man kennen sollte, damit man seine Ernährung optimal zusammenstellen kann.

Dazu gehört das richtige Verhältnis zwischen Kohlenhydraten, Eiweiß und Fett.

> **Und zu guter Letzt**
> Nutzen Sie ruhig die Möglichkeiten und Tricks, die Ihnen gute Nahrungsergänzungsprodukte bieten, um gezielt und natürlich auf Sünden zu reagieren!

So sollte jeder ca. 1–1,5 g Eiweiß (möglichst gutes) pro kg Körpergewicht zu sich nehmen. Das bedeutet: Bei einem Körpergewicht von 60 kg benötigen Sie ca. 60 bis 90 g Eiweiß täglich.

Den Rest können Sie sich dann ausrechnen. Denn die Formel lautet:

✓ 60 % Kohlenhydrate
✓ 25–30 % Eiweiß
✓ 10–15 % Fett

Eine optimale Verteilung wäre demnach täglich – während der Glyx-Diät (bei ca. 1.500 kcal)

✓ 180 g Kohlenhydrate
✓ 80–90 g Eiweiß
✓ 40 g Fett

Oder während des Glyx-Alltags (bei ca. 2.500 kcal)

✓ 230 g Kohlenhydrate
✓ 90–120 g Eiweiß
✓ 60 g Fett

Diese Angaben hängen natürlich von der Person ab. Personen, die größer sind, sich mehr bewegen oder körperliche Arbeit verrichten, benötigen mehr als solche, die kleiner sind, sich weniger bewegen und/oder einer sitzenden Tätigkeit nachgehen.

In den beigefügten Tabellen finden Sie nicht nur Glyx-Werte, sondern auch Kohlenhydrat-, Fett- und Eiweißgehalt von Lebensmitteln.

Wer diese Werte beachtet und sich für „gute" Lebensmittel entscheidet, kann das lästige Kalorienzählen schnell vergessen.

Kalorien zählen? Nein, danke!

Ich hab es schon ganz zu Anfang des Buches betont. Ich halte nichts vom Zählen. Denn wer beim Essen mitrechnet, kann sich dabei nie normal verhalten. Egal, ob man Kalorien oder den Fettanteil von Lebensmitteln zählt oder den genauen Wert des glykämischen Index ausrechnen möchte. Das geht vielleicht ein paar Tage, möglicherweise sogar ein paar Wochen gut. Irgendwann ist man des Zählens leid, man möchte sich endlich mal wieder „frei bewegen". Und spätestens dann ist der Weg zum Jo-Jo-Effekt wieder geebnet.

Essen Sie normal. Und das bedeutet nicht: „Entweder ich habe Hunger oder mir ist schlecht." Es bedeutet vielmehr: „Hat super geschmeckt und ich bin jetzt satt."

Hören Sie in sich hinein und lassen Sie sich nicht von irgendwelchen Gelüsten über den Tisch ziehen. Essen Sie nur so viel, bis Sie gerade satt sind. Wenn die Ernährung stimmt, dann wird das Sättigungsgefühl wenige Minuten nach dem Essen noch stärker.

Also: Hören Sie mit dem Zählen auf. Essen Sie nur so viel, bis Sie satt sind. Sie werden sehen: Das klappt fantastisch. Vorausgesetzt, Sie halten sich an unsere gemeinsamen Regeln.

Ganz einfach: Kochen und Essen nach dem Glyx-Konzept

Häufig wird behauptet, die Ernährung nach dem Glyx sei besonders zeitaufwändig, da man viel kochen müsse. Das stimmt nicht. Wie schnell hat man z.B. ein Stück Lachs gebraten, ein wenig Brokkoli (vielleicht den tiefgekühlten) gewärmt und das Ganze mit einem guten Stück Vollkornbrot auf den Teller gebracht.

Mein Lieblingsrezept zum Mittagessen z.B. geht schnell, ist gesund, macht satt und schmeckt meiner ganzen Familie. Ich benutze dazu eine Pfanne, in der ich Zwiebeln, Paprika, Tomaten und zuletzt Oliven (am besten die mit den Mandeln) dünste. Das Ganze würze ich mit italienischen Kräutern. Dazu gibt's Vollweizenspaghetti, al dente gekocht, Vollkornbrot oder Ähnliches.

Abends schmeckt mir eine Scheibe Vollkornbrot mit ganz wenig Butter, einem gekochten Ei, Tomaten und Kresse drauf. So kann sich jeder, der damit kreativ umgeht, schnell ein leckeres Essen zubereiten.

Wer's gerne aufwändiger mag oder lieber nach Rezept kocht: Es gibt eine Unmenge von Glyx-Kochbüchern im Fachhandel. Die kann man super verwenden.

Setzen Sie Kräuter und Gewürze gezielt ein

Die meisten Kräuter und Gewürze, die wir beim Kochen verwenden, haben einen wichtigen Einfluss auf unseren Organismus. Hier finden Sie eine Auflistung, welche Kräuter oder Gewürze Sie zu welchem Zweck am besten einsetzen.

Wenn Sie das mit Ihren Vorlieben kombinieren, dann können Sie für Ihr Glyx-Vorhaben nur gewinnen. Viel Spaß dabei!

Kräuter

✓ Basilikum stärkt den Magen und beruhigt.

✓ Bohnenkraut tötet Bakterien und reinigt die Haut.

✓ Borretsch macht fröhlich und schön.

✓ Brennnesseln reinigen das Blut.

✓ Brunnenkresse fördert die Verdauung und stärkt das Immunsystem (sehr reich an Vitamin C).

✓ Dill reinigt den Körper und verbessert die Einschlafbereitschaft.

✓ Estragon entwässert und wirkt gegen schlechte Gedanken.

✓ Kerbel macht fit und aktiv.

✓ Majoran und Oregano stärken die Nerven.

✓ Petersilie aktiviert den Stoffwechsel.

✓ Salbei fördert die Fettverdauung.

✓ Schnittlauch entwässert.

✓ Thymian kräftigt den Darm, stärkt das Herz, löst Krämpfe.

Gewürze

✓ **Chili** unterstützt Kreislauf und Verdauung, kurbelt die Fettverbrennung an – und macht glücklich, weil er Endorphine lockt, die körpereigenen Produzenten guter Gefühle.

✓ **Fenchel** beruhigt den Magen, verhindert widrige Winde. Er sorgt für guten Schlaf und hilft bei Neurodermitis. Ein Fenchelaufguss lindert Husten.

✓ **Ingwer:** Die asiatische Wurzel lindert Seekrankheit und Kater, verbessert die Durchblutung, kräftigt das Herz und heilt Entzündungen. Ingwer hilft Magen und Darm bei der Arbeit und wirkt zugleich beruhigend.

- ✓ **Kardamom:** Die getrockneten Samenkapseln fördern die Verdauung und treiben Blähungen aus dem Körper.
- ✓ **Knoblauch** tötet Pilze und Bakterien ab, schützt vor Infektionen, vor allem des Magens und Darms. Stärkt die Atemwege, senkt zu hohen Blutdruck und verbessert die Durchblutung des Herzens. Knoblauch senkt einen zu hohen Cholesterinspiegel und schützt vor Arterienverkalkung.
- ✓ **Koriander:** Die Samen helfen beim Verdauen und regen die Enzymproduktion an.
- ✓ **Kreuzkümmel** wirkt beruhigend auf Magen und Darm.
- ✓ **Kurkuma:** Die ingwerähnliche Wurzelknolle wirkt antibiotisch, hemmt Bakterien im Wachstum und lockt Gallensäfte.
- ✓ **Muskatnuss** hilft bei Völlegefühl und Blähungen. Lässt Sie besser schlafen und beruhigt. Enthält einen morphiumähnlichen Stoff, der für Glücksgefühle sorgt.
- ✓ **Nelke:** Das Weihnachtsgewürz ist ein natürliches Schmerzmittel, lindert vor allem Zahnschmerzen.
- ✓ **Paprika** hilft, fette Speisen zu verdauen.
- ✓ **Pfeffer** wirkt appetitanregend und macht schwere Speisen leichter verdaulich.
- ✓ **Piment:** Die getrockneten Beerenfrüchte stärken den Magen, fördern die Verdauung und machen Speisen bekömmlicher.

Unterstützung mit Nahrungsergänzung?
Achten Sie auf vernünftige Produkte!

Über den Einsatz von Nahrungsergänzungsmitteln zur Unterstützung von Diäten wird ja häufig und sehr kontrovers diskutiert.

Wichtig: Verwenden Sie nur natürliche Produkte und möglichst keine Arzneimittel zur Unterstützung. Selbstverständlich gibt es auch hochwirksame Arzneimittel, die beim Abnehmen hilfreich sein können. Aber: Die sind nur für Personen geeignet, die durch ihr Übergewicht schwere gesundheitliche Schäden erlitten haben. Solche Arzneimittel gehören in die Hand des Arztes. Denn sie greifen tief in die Stoffwechselvorgänge ein und können schwerwiegende Nebenwirkungen mit sich bringen.

Es gibt jedoch eine Reihe von natürlichen Stoffen und Nahrungsergänzungen, die uns sehr wohl dabei unterstützen können, unsere Ziele mit weniger Mühe und Problemen zu erreichen. Sie erleichtern uns die Ernährungsumstellung und machen einen Erfolg wahrscheinlicher. Deshalb werden sie – wenn sie qualitativ hochwertig sind und vernünftig eingesetzt werden – von Ernährungswissenschaftlern und Medizinern absolut positiv bewertet.

Des Weiteren können Nahrungsergänzungsmittel dabei helfen, während der Glyx-Diät, aber vor allem während des Glyx-Alltags Ernährungssünden ohne Probleme wieder auszubügeln.

Deshalb finden Sie hier eine Reihe von Stoffen, die – natürlich und vernünftig – dabei helfen,

- ✓ das Abnehmen und Entschlacken zu erleichtern;
- ✓ die Gesundheit zu erhalten;
- ✓ den Teufelskreis der Hormone zu durchbrechen;
- ✓ den Glyx-Alltag praktikabel zu gestalten (also auch mal zu sündigen);
- ✓ Fettmasse nachhaltig ab- und Muskelmasse nachhaltig aufzubauen.

Pu-Erh-Tee & Apfelessig – aktive Fatburner aus der Natur

Eine optimale Kombination von Fatburnern, die man hervorragend als Nahrungsergänzung einsetzen kann, sind der rote Pu-Erh-Tee und der schon zu Urgroßmutters Zeiten als Allheilmittel eingesetzte Apfelessig.

Pu-Erh-Tee wird aus grünem Tee hergestellt. Durch natürliche Fermentierungsprozesse wird der Tee weiterverarbeitet, was ihn ganz besonders wertvoll macht. Im alten China wurde er als „Tee der Kaiser" bezeichnet. Mit Pu-Erh-Tee verhält es sich wie mit gutem Wein. Je älter, desto wertvoller.

Pu-Erh-Tee ist reich an Vitamin C, Vitamin E, Zink, Kalzium, Magnesium, Fluor, Enzymen und Flavonoiden.

Experten schätzen Pu-Erh-Tee als einen der aktivsten Fatburner, die man in der Ernährungswissenschaft kennt.

Die Wirksamkeiten von Apfelessig sind bei uns weithin bekannt.

Er ergänzt sich hervorragend mit Pu-Erh-Tee. Das nimmt dem Apfelessig auch etwas die Säure: Er ist dann – auch für Personen mit empfindlichem Magen – hervorragend verträglich.

Ich bevorzuge die Einnahme der beiden Wirkstoffe in Kapselform (am besten in Kombination mit Vitamin C). So kann man immer und überall ohne große Mühe und ohne mit dem Geschmack „zu kämpfen" auf diese wirksamen Stoffe zurückgreifen.

Übrigens: Apfelessig ist im Magen zwar sauer, wird aber basisch verstoffwechselt (siehe Absatz „Entschlacken"). Apfelessig unterstützt die Entschlackung und wirkt gegen Übersäuerung.

So unterstützen Pu-Erh-Tee, Apfelessig und Vitamin C Glyx-Diät und Glyx-Alltag

✓ Sie verbessern die Verdauung von Fetten im Magen-Darm-Trakt.
✓ Das Hungergefühl wird reduziert.
✓ Sie beugen Verstopfung vor, die besonders bei der Umstellung auf Vollkorn- und Vollwertprodukte relativ häufig vorkommt.
✓ Sie reinigen den Darm (die Entschlackung wird angeregt).
✓ Bestimmte, in Pu-Erh-Tee enthaltene Enzyme verstärken die Leerung von Fettzellen.
✓ Der Leberstoffwechsel wird aktiviert.
✓ Sie stärken das Bindegewebe.

L-Carnitin – kurbelt den Fettstoffwechsel an

Wie viele für die Gesundheit wichtige Stoffe wurde auch L-Carnitin erst in den letzten Jahren, vor allem im Bereich der Sportmedizin, ausgiebig erforscht. L-Carnitin ist eine körpereigene Substanz, die der Gruppe der B-Vitamine zugeordnet werden kann.

Da L-Carnitin hauptsächlich in den Zellen vorkommt, ist eine Blutuntersuchung meist wenig aussagekräftig (Zellen müssen 40- bis 100-mal so viel L-Carnitin enthalten wie das Blut).

L-Carnitin kann vom Körper selbst hergestellt werden. Und zwar in den Nieren, der Leber und im Hirn. Für die Produktion werden allerdings andere lebenswichtige Stoffe benötigt:

- ✓ Vitamin C
- ✓ Vitamin A
- ✓ Vitamin B 3
- ✓ Vitamin B 6
- ✓ Vitamin B 12
- ✓ Eisen
- ✓ Folsäure
- ✓ Aminosäuren
- ✓ Enzyme

Um 1 Gramm L-Carnitin herzustellen, baut der Körper 30 Gramm Skelettmuskulatur ab !!!

Welche Aufgaben hat L-Carnitin im Körper?

Die wichtigste Aufgabe von L-Carnitin im Körper ist die Einschleusung von Fetten in die Zellen.

L-Carnitin ist sozusagen das Kennwort, mit dem Fette in die aktiven Zellen gelangen. Fehlt L-Carnitin, muss das Fett draußen bleiben und wird dort in Fettzellen eingelagert (gespeichert).

Fett ist die mit Abstand ergiebigste Energiequelle für unsere Zellen. Fette liefern 6-mal so viel Energie wie Glukose und Eiweiß, wenn sie verbrannt werden.

Außerdem fallen bei der Verbrennung von Glukose bzw. Eiweiß weitere Probleme an:

✓ Bei der Verbrennung von Glukose wird in gleicher Menge Wasser benötigt, das stört den Flüssigkeitshaushalt.
✓ Bei der Verbrennung von Eiweiß entsteht Ammoniak. Ammoniak ist ein Stoffwechselgift, das mit viel Aufwand wieder abgebaut werden muss (führt zu Übersäuerung), außerdem macht es Muskelkater.

Deshalb hat L-Carnitin im gesamten Organismus wichtige Aufgaben zu erledigen. Hier einige der wichtigsten:

Herz

Ist ausreichend L-Carnitin in den Herzzellen vorhanden, werden die aufgenommenen Fette in die Herzzellen eingeschleust.

Das Herz:

✓ bekommt besonders viel Energie;
✓ schlägt kräftiger und ruhiger;
✓ wird nicht durch Fettablagerung im Umfeld belastet;

✓ die Schlagkraft wird herauf- und die Frequenz wird herab-
gesetzt;

✓ die Sauerstoffversorgung im Blut wird verbessert.

Leber

Unser wichtigstes Entgiftungsorgan ist die Leber. Durch
falsche Ernährung wird sie extrem belastet und es treten Probleme auf, wie zum Beispiel die immer häufiger anzutreffende
Fettleber. War diese Krankheit früher ein „Privileg" der Alkoholiker, so tritt sie heute zunehmend bei Personen auf, die
wenig oder gar keinen Alkohol trinken.

Da die Leber stark belastet ist, wird sie von unserem Körper
besonders gut mit Fetten versorgt. Ein Mangel an L-Carnitin
verhindert jedoch die Umwandlung der Fette in Energie. Stattdessen werden sie in den Fettzellen an der Leber eingelagert.
Die logische Folge ist eine Leberverfettung.

L-Carnitin

✓ verbessert die Leberfunktion;

✓ steigert die Fettverbrennung der Leber und verringert so
das Risiko, eine Fettleber zu entwickeln;

✓ beschleunigt die Erneuerung von Lebergewebe;

✓ reduziert die Schädigung der Leber durch Alkohol.

Schaufensterkrankheit, schlechte Durchblutung
der Beine

Die so genannte Schaufensterkrankheit, die Neigung zu
Besenreisern und offenen Beinen, tritt heutzutage immer
häufiger auf. Nachweislich schützt L-Carnitin besonders gut
davor:

- Sauerstoffversorgung und Fließfähigkeit des Blutes werden verbessert

- rote Blutkörperchen verkleben weniger leicht und gelangen besser auch in kleine Gefäße, dabei wird auch das Thromboserisiko gesenkt
- der Aufbau von Muskulatur wird gestärkt, was die Rückflussfähigkeit des Blutes verbessert

Cellulite

Genauso wie in Organzellen schleust L-Carnitin Fette auch in Muskelzellen ein. Das erklärt die hervorragende Wirkung von L-Carnitin im Kampf gegen Cellulite. Das Fett aus den Fettzellen wird nach und nach in die Muskelzellen eingeschleust. **Die Folge: Fettzellen werden geleert, die Muskeln werden aufgebaut und aktiviert.**

Unterstützung von Diäten

Hat man sich nun so weit mit dem Thema L-Carnitin beschäftigt, wird es mehr als klar, dass L-Carnitin zur Unterstützung von Diäten fast unerlässlich ist.

Denn L-Carnitin:

✓ unterstützt die entgiftenden Organe bei der Entschlackung des Körpers;

✓ hilft beim Abtransport von Stoffwechselgiften, die bei der Verbrennung von Fetten (z.B. Ketone) und Eiweiß (Ammoniak) entstehen;

✓ transportiert Fette in die Muskelzellen;

✓ aktiviert die Sauerstoffversorgung sowie alle Organe; die Folge: Man hat mehr Lust, aktiv zu sein;

✓ reduziert das Hungergefühl.

Welche Lebensmittel enthalten L-Carnitin und welche Mengen benötigt man?

Wie bereits beschrieben, sind die L-Carnitin-Mengen, die täglich benötigt werden, stark abhängig von individuellen Gewohnheiten, Lebensumständen, Alter u.v.m.

Grundsätzlich ist davon auszugehen, dass man pro Tag ca. 400 mg L-Carnitin benötigt, bei höherer Belastung auch deutlich mehr. Da die L-Carnitin-Versorgung durch Lebensmittel sehr problematisch ist, empfehlen führende Ernährungs- und Anti-Aging-Experten die Einnahme von täglich 1–2 Kapseln à 400 mg als Nahrungsergänzung.

L-Carnitin kann nicht überdosiert werden, da es sich um einen körpereigenen Stoff handelt.

Da die Aufnahme von L-Carnitin eher aktiv als schläfrig macht, sollte es am besten morgens und mittags (nicht abends) eingenommen werden. Die Wirkung setzt je nach Versorgungslage nach 1–6 Stunden ein.

L-Carnitin-Gehalt verschiedener Lebensmittel

Lebensmittel	mg/kg
Krabben	9000
Schaffleisch	2100
Lammfleisch	780
Rindfleisch	700
Kuhmilch	25
Hühnerei	8
Tomaten	29

Bierhefe	24
Birnen	27
Avocados	13
Weizenkeime	11
Erdnüsse	1

Herstellung und Qualitäten von L-Carnitin

Die billigste und einfachste Herstellung von L-Carnitin erfolgt naturgemäß aus Fleisch. Mittlerweile gibt es auch eine Menge von Billiganbietern, die L-Carnitin synthetisch produzieren. Diese Qualitäten sind meist unrein (enthalten z.T. D-Carnitin, den Gegenspieler des L-Carnitin) und wenig empfehlenswert, aber preiswert.

Ein neues Patent aus der Schweiz hat es möglich gemacht, rein pflanzliches L-Carnitin aus einer Art Sauerteig herzustellen.

Dies ist das einzige Verfahren, bei dem
- kein tierisches Material verwendet wird
- kein schädliches D-Carnitin mit entsteht
- keinerlei Gentechnologie eingesetzt wird

Durch ein hochkomplexes Verfahren werden hier natürliche Ackerbodenbakterien (so genannte Knöllchenbakterien oder Rhizobien), die an den Wurzeln von Hülsenfrüchten leben, in einem biochemischen Fermentationsprozess aktiviert. Nach aufwändigen Filtrations- und Reinigungsprozessen erhält man daraus L-Carnitin höchster Qualität.

Chitosan

Chitosan ist ein Ballaststoff, der aus Krabbenschalen gewonnen wird. Das heißt, Chitosan wird nicht ins Blut aufgenommen, sondern bleibt im Darm und sorgt dort für eine reibungslose Verdauung.

Chitosan gehört für die Ernährungswissenschaft zu einer der spektakulärsten Entdeckungen der letzten Jahre, wenn es um den natürlichen, schonenden und lang anhaltenden Abbau von Übergewicht und dessen gesundheitliche Folgen geht.

Denn in Studien konnte nachgewiesen werden, dass Chitosan in der Lage ist, im Darm Fette unwiderruflich an sich zu binden und dieses Fett aus dem Körper auszuleiten, ohne dass es vom Körper aufgenommen werden kann.

Chitosan wirkt dabei wie eine Art Schwamm. Nimmt man nämlich Chitosan ca. ½ Stunde vor einer Mahlzeit zu sich, dann saugt dieser wunderbare Stoff sich voller Fett und kann dabei bis zur 10-fachen Menge seines eigenen Gewichts aufnehmen. Das heißt, 1 Gramm Chitosan bindet bis zu 10 Gramm Fett! Die Fette werden dabei so gut „verpackt", dass sie auch später im Dickdarm keine schädlichen oder unangenehmen Wirkungen haben.

Ich erwähne das ganz besonders, weil es Arzneimittel gibt, die zwar einen ähnlichen Effekt haben, von denen man aber tatsächlich nur abraten kann, wenn sie nicht gerade medizinisch notwendig sind. Diese Arzneimittel nämlich greifen in den Fettstoffwechsel ein und verhindern die Aufnahme der Fette auf künstliche Weise. Die Fette werden nicht „verpackt" und gelangen so in den Dickdarm. Also in einer Form, die es in einer gut funktionierenden Verdauung gar nicht geben kann. Die unangenehmen Folgen sind häufig Durchfall mit so genannten Spontanabgängen, „fettem" Stuhlgang bis hin zu schwerwiegenden Darmproblemen.

Anders bei Chitosan. Die Verdauung wird verbessert, der Darm geschont und sogar unterstützt. Das Tolle: Chitosan kann uns dabei helfen, Sünden auch mal bewusst zu begehen und so Ausnahmen von Glyx-Diät und Glyx-Alltag unbeschadet zu überstehen.

Chitosan kann nicht überdosiert werden. Man kann also selbst ausrechnen, wie viel Chitosan man für welche Sünde, z.B. für die Sahnetorte, benötigt. Einige Fettmengen von Lebensmitteln finden Sie im Anhang oder auf der Verpackung. Es gibt auch hervorragende Ratgeber, die detaillierte Informationen über alle erdenklichen Lebensmittel auflisten.

Der Rohstoff für Chitosan sind Krabbenschalen, die mit z.T. ziemlich unappetitlichen Herstellungsmethoden verarbeitet werden.

Achten Sie deshalb zum einen darauf, dass der Hersteller Ihrer Wahl ausschließlich Krabben aus unbelasteten Züchtungen verwendet.

Aber auch die Art der Weiterverarbeitung ist für die Reinheit von großer Bedeutung. Denn normalerweise werden dafür aggressive chemische Stoffe eingesetzt. Erst vor Kurzem wurde eine Technik entwickelt (die von Anusan eingesetzt wird), wie Chitosan ohne schädliche Zusatzstoffe hergestellt werden kann, und zwar in einem Prozess, in dem natürliche Enzyme eingesetzt werden.

Bitte beachten Sie: Wenn Sie Chitosan **hochdosiert** vor **jeder** Mahlzeit einnehmen, kann es zu einer Beeinträchtigung der Aufnahme fettlöslicher Vitamine (A, D, E, K) kommen. Eine solche Anwendung sollten Sie deshalb höchstens vier Wochen lang durchführen. Danach verzichten Sie vier Wochen auf Chitosan und können dann wieder von Neuem beginnen. Allerdings ist es ohnehin fraglich, ob eine solche Einnahme vernünftig ist. Besser Chitosan nur vor fetten Speisen nehmen. Dann ist auch eine regelmäßige Anwendung völlig unproblematisch.

Selbstverständlich kann die Einnahme von Chitosan einen vernünftigen und gezielten Umgang mit Fett nicht ersetzen. Chitosan kann aber sehr wohl dabei behilflich sein, eine Ernährungsumstellung langfristig durchzuhalten. Denn kleine Sünden verzeiht Ihnen Ihr Körper sofort, wenn Sie ihn mit Chitosan „bestechen".

> Chitosan ist das ideale Nahrungsmittel, wenn es darum geht, Sünden während der Glyx-Diät problemlos auszubügeln. Noch wichtiger aber: Es bietet die Möglichkeit, den Glyx-Alltag fast ohne Verzicht zu überstehen.

Guar

Guar

Guar ist eine Hülsenfrucht, die in Indien, Pakistan und seit Mitte des 20. Jahrhunderts auch in den USA angebaut wird. Guar wird in ihren Heimatländern als Gemüse, aber auch als Viehfutter eingesetzt.

In den Industrieländern richtete erst die Diskussion um die Wichtigkeit von Ballaststoffen das Augenmerk auf Guar. Denn wie sich herausstellte, ist Guar einer der aktivsten und umfassendsten Ballaststoffe. Vor allem, wenn es um die Probleme geht, die durch moderne Ernährungsgewohnheiten ausgelöst werden.

Das sind zum Beispiel:

- ✓ Übergewicht
- ✓ Magen-Darm-Probleme und -Erkrankungen
- ✓ Verdauungsprobleme
- ✓ Herz-Kreislauf-Erkrankungen
- ✓ ein hoher Cholesterinspiegel
- ✓ ernährungsbedingte starke Schwankungen des Blutzuckerspiegels
- ✓ der sog. Altersdiabetes

Nach der Einnahme – mit besonders viel Wasser – quillt Guar auf und überzieht sowohl Magen- als auch Darmwände mit einer Art Schutzfilm. Es vermischt sich mit den aufgenommenen Speisen und reduziert die Aufnahmegeschwindigkeit (vor allem der schnellen) Kohlenhydrate ins Blut.

Gesundheitliche Wirksamkeit von Guar auf einen Blick:

Neueste ernährungsmedizinische Erkenntnisse zeigen, dass durch die Einnahme von Guar

1. Magen- und Darmentzündungen vorgebeugt werden kann und diese sogar geheilt werden können. Dies gilt sogar für Erkrankungen wie Morbus Crohn und Colitis ulcerosa.
2. ein erhöhter LDL-Cholesterinspiegel um bis zu 15 % gesenkt

werden kann (also z.B. von 260 auf 220 mg/dl). Guar bindet Gallensäure aus dem Magen-Darm-Trakt und zwingt so den Körper, zusätzliche Gallensäure zu produzieren. Zur Produktion von Gallensäure benötigt der Körper Cholesterin. Man weiß, dass die Reduktion um 1 mg/dl Cholesterin das Herzinfarktrisiko um ca. 2 % mindert. Die Menge des „guten" HDL-Cholesterins wird durch Guar nicht beeinträchtigt.

3. ein Sättigungsgefühl entsteht. Dies erklärt sich zum einen durch das Aufquellen des Stoffes selbst. Andererseits aber auch durch eine längere Verweildauer der Speisen im Magen-Darm-Trakt und durch das verbesserte Gleichgewicht des Blutzuckerspiegels.

4. gleichzeitig der Aufbau einer gesunden Darmflora und eines gesunden Stuhlgangs unterstützt werden.

5. die Aufnahme von Kohlenhydraten verlangsamt wird, was deren glykämischen Index (Glyx-Wert) reduziert.

Das bedeutet eine gleichmäßigere Ausschüttung von Insulin. Spitzen in den Zuckerwerten (Über- und Unterzuckerung) werden abgefangen.

Klassische Indikationen

Guar ist ein klassisches Nahrungs- bzw. Nahrungsergänzungsmittel und von der EU als solches auch zugelassen.

Aufgrund seiner so umfassenden gesundheitlichen Wirksamkeit ist **Guar in Deutschland sogar als freiverkäufliches Arzneimittel** erhältlich.

Es dient zur Unterstützung bei
✓ Diabetes
✓ Übergewicht
✓ erhöhtem Cholesterinspiegel
✓ Verstopfung

Lachsölkapseln – für gute Eicos

Lachsöl ist einer der besten Lieferanten von Omega-3-Fettsäuren. Und dass diese Omega-3-Fettsäuren sich besonders positiv auf Herz-Kreislauf-Erkrankungen auswirken, wird seit Jahren fast täglich in immer neuen Studien bewiesen. Das ist eigentlich schon Grund genug, solche Kapseln zu sich zu nehmen. Und wie bereits im Kapitel über Fit-Fette beschrieben, haben diese Omega-3-Fettsäuren auch eine ganze Menge mit der Glyx-Diät und dem Glyx-Alltag zu tun.

Natürlich ist es wünschenswert, möglichst viele Omega-3-Fettsäuren (also Fit-Fette) in Form von Fisch-Gerichten zu sich zu nehmen.

Aber: Lachsölkapseln enthalten Omega-3-Fettsäuren in ihrer reinsten Form und in großen Mengen. Lachs ist der mit Abstand beste Lieferant besonders hochwertiger und reiner Omega-3-Fettsäuren. Warum also nicht zurückgreifen auf die Nahrungsergänzung, die die regelmäßige (also tägliche), hochdosierte und einfache Zufuhr von Omega-3-Fettsäuren ermöglicht?

Was Fit-Fette und in erster Linie Omega-3-Fettsäuren alles können, können Sie noch einmal auf den Seiten 57 und 58 nachlesen.

Ich empfehle – vor allem während der Diät – die Einnahme von 2 Lachsölkapseln täglich. Achten Sie auch hier auf hohe Qualität, denn was wir vom Lachs wissen, gilt zweifellos auch für die Lachsölkapseln. Lachse werden häufig unter unnatürlichen Lebensumständen gezüchtet. Um sie dabei gesund zu erhalten – denn sie werden in solchen beengten Verhältnissen schnell krank –, füttert man sie mit Antibiotika, und die werden vor allem in der Fettschicht abgelagert. Also auch hier: Vorsicht bei der Auswahl!

Zimt

Zimt senkt den Blutzucker

Eigentlich mehr zufällig wurde diese sensationelle Entdeckung gemacht. In einer breit angelegten Studie sollte nämlich eigentlich geklärt werden, wie stark der Blutzucker bei der Aufnahme unterschiedlicher Lebensmittel ansteigt.

Und tatsächlich war auch überall ein Anstieg zu verzeichnen. Bis auf den als besonders ungünstig eingeschätzten Apfelkuchen mit Zimt – bei dessen Verzehr sank nämlich der Blutzuckerspiegel, statt wie erwartet zu steigen.

Darauf folgende Studien bestätigten die Vermutung: Die Einnahme von Zimt nach den Mahlzeiten senkt den Blutzuckerspiegel. Der Grund: Ein Wirkstoff (MHCP), der in Zimt enthalten ist, schleust den Zucker besonders schnell in die aktiven Zellen. Eine Aufgabe, die normalerweise von Insulin erledigt wird. Ausführliche klinische Untersuchungen mit Typ-2-Diabetikern zeigten eine eindeutige Senkung der benötigten Insulinmenge nach Aufnahme von Zimtkapseln.

Da stellt sich einem unwillkürlich die Frage, ob – wie bei vielen anderen Speisen (Sauerkraut mit fettem Fleisch etc.) unsere Vorfahren gefühlsmäßig richtig handelten, wenn sie süße Speisen mit Zimt verfeinerten.

Und das ist natürlich nicht nur für Diabetiker von Interesse, sondern auch im Rahmen einer insulinsparenden Ernährung für jedermann. Im Vergleich zu Guar arbeitet Zimt sozusagen wie die „Pille danach". Denn während Guar eine halbe Stunde vor den Mahlzeiten eingenommen werden muss, um die Aufnahme von Glukose zu verlangsamen, wird Zimt nach den Mahlzeiten eingenommen.

Der Einsatz von Zimt zur Unterstützung von Diäten hilft, Körperfettanteil und Gewicht massiv und nachhaltig zu reduzieren.

Seit jeher wird Zimt wegen seiner gesundheitsfördernden Wirkung als Heilmittel eingesetzt:

Zimt
- ✓ regt den Kreislauf an
- ✓ wirkt verdauungsfördernd
- ✓ senkt hohe Blutfettwerte
- ✓ beseitigt Blähungen und Spannungen im Darm
- ✓ wirkt entzündungshemmend bei Darminfektionen
- ✓ stärkt den Magen
- ✓ wirkt antibakteriell und fungizid (pilztötend)

Und noch ein Tipp: Mit Zimt verliert Bohnenkaffee seinen aggressiven Einfluss auf die Magenschleimhaut.

Empfehlenswert ist die Aufnahme von 350–700 mg zusammen mit Chrom und Zink nach den Mahlzeiten.

Mit diesen Vitalstoffen lässt sich die Wirksamkeit von Zimt unterstützen und verstärken.

Hier sind vor allem Chrom und Zink zu nennen.

Chrom

✓ hilft dem Insulin, Glukose in die aktiven Zellen einzuschleusen. Das bringt Energie.

✓ beugt Insulinresistenz vor und kann sie rückgängig machen.

✓ unterstützt die Wirksamkeit von Insulin. Der Körper produziert bei gleicher Glukosemenge weniger.

✓ aktiviert die Entleerung von Fettzellen.

Da Glukose verwertet wird, statt gespeichert zu werden, verhindert Chrom auch, dass übrig gebliebene Glukose zu Fett umgebaut wird.

Zink

✓ ist wichtiges Steuerungselement für den Zuckerstoffwechsel, es verbessert die Insulinaktivität.

✓ Bei Diabetikern verhindert es schwankende Zuckerspiegel.

✓ ist wichtig für Wundheilung (besonders bei Diabetikern), für ein gutes Immunsystem, schöne Haare, Haut, Nägel und vieles mehr.

Ein Mangel an Zink führt dazu, dass die Insulin produzierenden Zellen in der Bauchspeicheldrüse immer schwächer werden, was dann letztlich zu einem sog. Altersdiabetes führt.

Während der Schwangerschaft sollte grundsätzlich kein Zimt eingesetzt werden, da alle Weihnachtsgewürze die Wehentätigkeit anregen.

Anhang
Listen für die Bewertung
von Nährstoffen

Kohlenhydrate
Fette
Eiweiß

Planungsbögen für
Ihr persönliches Glyx-Konzept

Kohlenhydrate

Glyx-Werte verschiedener Lebensmittel – alphabetisch angeordnet

Glyx-niedrig

Äpfel

Apfelsaftschorle (1:3)

Aprikosen

Beeren

Birnen

Bitterschokolade (70 % Kakao)

Brauner Reis

Buchweizen

Buttermilch

Dickmilch

Frischkornbrei

Fruchtzucker (Fruktose)

Gerstengraupen

Getreidekörner (geschrotet)

Glasnudeln

Grapefruits

Grapefruitsaft

Haferflocken (Vollkorn)

Haferkleiebrot

Haferkleiekekse und ungezuckertes Hafergebäck

Jogurt

Karotten (roh)

Käse (alle)

Kefir

Kleieflocken

Kirschen

Kiwis

Knäckebrot (ballaststoffreich)

Laktose (Milchzucker)

Mehrkornvollkornbrot

Milch

Milchprodukte (alle, ungesüßt)

Nudeln aus Hartweizen

Orangen

Orangensaft

Parboiled Reis

Pellkartoffeln (festkochend, neu)

Pfirsiche

Pflaumen

Pumpernickel

Quark

Roggenvollkornbrot

Roggenbrot (Sauerteig)

Senf (scharf)

Sesamsaat

Süßkartoffeln

Tomaten, Tomatensaft

Trinkschokolade (ungesüßt)

Trockenerbsen

Vollkornbrot

Vollkornmüsli ohne Zucker

Vollkornspaghetti

Wein (trocken)

Weiße Bohnen

Weizenkeime

Wildreis

Glyx-mittel

Ananas

Ananassaft

Apfelsaft

Aprikosen aus der Dose

Bananen

Basmatireis

Birnen aus der Dose

Buchweizen

Chapati (indisches Fladenbrot)

Erbsen aus der Dose

Essiggurken (mit Zucker)

Fruchtjogurt (fettarm)

Fruchtsaft (ungesüßt)

Gemüsemais

Gnocchi

Grieß (weiß)

Haferflocken (weich)

Honig

Honigmelonen

Ketchup

Kiwis

Kondensmilch (mit Zucker)

Mangos

Mischbrot

Müsliriegel

Nudeln aus Hartweizengrieß (weichgekocht)

Papayas

Pellkartoffeln (mittel)

Pfirsiche aus der Dose

Pitabrot

Pizza mit Käse und Tomaten
Pizzabrot
Reis (weiß, Langkorn)
Rosinen
Rote Beete
Sandgebäck
Senf (süß)
Tacos (mexikanische Knabberei)
Trauben
Vollkornknäckebrot
Zuckermais
Zucker (Sacharose)

Glyx-hoch

Backkartoffeln
Baguette
Banane (reif)
Bier
Biskuits
Bratkartoffeln
Brezeln
Brötchen
Butterkekse
Cola
Cornflakes etc.
Croissants
Datteln (getrocknet)
Donuts
Eiscreme
Fertiggerichte

Fertigsaucen

Fruchtgummi

Fruchtnektar

Fruchtsaftgetränke

Gebäck

Graham Cracker

Hamburgerbrötchen

Hirse

Karotten (gekocht)

Kartoffelchips

Kartoffelpüree

Kartoffelstärke

Kekse

Knäckebrot (weich)

Konfitüre

Kürbis

Limonade

Mais-Chips

Maisstärke

Maltodextrin

Maltose

Müsli mit Zuckerzusatz

Pommes frites

Puffreis

Reis (Instant)

Reis (weiß, Rundkorn)

Roggenbrot

Salzkartoffeln

Saubohnen (gekocht)

Schokolade

Schokoriegel

Softdrinks

Sportlergetränke
Traubenzucker
Waffeln
Weißbrot

Fettanteil in Lebensmitteln – gute Fette, schlechte Fette, Bewertung in 3 Gruppen

Geringer Fettgehalt bzw. gutes Fett oder Fatburner

Anmerkung: Einige der unter geringem Fettanteil aufgeführten Lebensmittel haben zwar einen relativ hohen Fettgehalt. Sie enthalten aber Fit-Fette und gehören deshalb zu den Fatburnern.

Lebensmittel	% Fettgehalt
Austern	1,2
Avocados	23,5
Bismarckhering	16
Brathering	15
Bündner Fleisch	9
Buttermilch	0,5
Corned Beef	6
Edamer 30 %	16
Erdnüsse (ungesalzen)	49
Feta 40 %	16

Flussbarsch	0,8
Forelle	3
Garnelen	1,4
Geflügelwurst	5
Harzer	0,7
Haselnüsse	61
Haselnussöl	99,5
Hähnchenbrust (ohne Haut)	1,5
Hecht	0,9
Hummer	1,9
Jogurt 3,5 %	3,5
Kabeljau	unter 1
Kalbsschnitzel	2
Kondensmilch 10 %	11
Körniger Frischkäse	2,9
Kürbiskernöl	99,5
Lachs	14
Leinöl	99,5
Makrele (geräuchert)	16
Miesmuscheln	1,3
Mozzarella	16
Oliven (grün)	13
Oliven (schwarz)	36
Olivenöl	99,5
Putenbrust	1
Putenbrust (geräuchert)	3

Rapsöl	99,5
Rehrücken	4
Rentierschinken	3
Rinderfilet	4
Rinderleber	2
Rotbarsch	4
Saure Sahne	10
Scampis	1,4
Schichtkäse 10 %	2
Schinken (geräuchert, ohne Fett)	3
Schweinefilet	2
Schweineschnitzel (mager)	2
Sesamöl	99,5
Sojamilch	2
Sojapaste (vegetabile Pasteten)	20
Speisequark (mager)	0,3
Tunfisch in Öl	21
Tilsiter 30 %	16
Tofu	5
Walnüsse	62

Mittlerer Fettgehalt bzw. weniger gute Fette

Anmerkung: Hier wiederum finden Sie einige Lebensmittel, deren Fettgehalt gar nicht so sehr hoch ist, die allerdings ausschließlich Fett-Fette enthalten.

Lebensmittel	% Fettgehalt
Aal	24
Bierschinken	11
Bitterschokolade	30
Butter	83
Distelöl	99,5
Ente (ohne Haut)	17
Hühnerei	10
Lammkeule	18
Magnum-Eis (1 Stück)	20
Maiskeimöl	99,5
Margarine	80
Mayonnaise (selbst gemacht, mit Olivenöl)	78,9
Parmesan 32 %	25
Rinderhack	14
Schillerlocken (Fisch)	24
Schinken (gekocht)	13
Schmand	24
Sojaöl	99,5
Sonnenblumenöl	99,5
Vollmilchschokolade mit Haselnüssen	36

| Weizenkeimöl | 99,5 |
| Ziegenkäse 45 % | 21 |

Hoher Fettgehalt bzw. schlechte Fette

Lebensmittel	% Fettgehalt
Appenzeller Käse 50 %	31
Bavaria Blue 70 %	40
Blätterteig	25
Bratwurst	29
Butterschmalz	99,5
Cambozola 70 %	40
Camembert 60 %	33
Crème fraîche	40
Doppelrahmfrischkäse	28
Emmentaler 45 %	30
Erdnussflips	28
Fleischkäse	28
Gans	31
Gruyère 45 %	32,3
Halbfettmargarine	40
Kartoffelchips	39,4
Lammkotelett	32
Leberwurst (grob)	29
Leberwurst (mager)	21
Mascarpone	47,5

Marzipan	25
Mettwurst	37
Münchner Weißwurst	27
Nougat	25
Nutella	30
Pommes frites	14,5
Sahnetorte	25
Salami	33
Schlagsahne	31,7
Schweinebauch	21
Schweineschmalz	99,5
Speck (durchwachsen)	65
Suppenhuhn	20

Eiweißanteil von Lebensmitteln und Bewertung der Eiweißqualität

Infos zum PDCAAS finden Sie im Buch unter dem Thema Eiweiß.

Lebensmittel	Eiweißgehalt in %	PDCAAS
Molke	11,6	100
Eiweiß	12,0	100
Milch	3,3	100
Huhn	19,9	100
Sojamehl (entölt)	40,8	100

Pute	20,2	97
Fisch	18,0	96
Rindfleisch	21,0	92
Schweinelende	21,5	87
Erbsen	6,5	70
Kidneybohnen	6,9	68
Roggen	8,8	68
Reis	7,2	66
Kartoffeln	2,0	62
Vollkornweizen	10,6	54
Linsen	23,5	52
Mais	8,0	51
Erdnüsse	25,3	25

Die in den Tabellen aufgeführten Werte sollen Ihnen einen Überblick und Anhaltspunkte für die Auswahl von Lebensmitteln geben. Wie ich bereits erwähnt habe, halte ich nichts vom Zählen. Wer genauere Zahlen und Werte haben möchte, möge sich aus der Vielzahl der diesbezüglich erschienenen Buchtitel etwas Passendes aussuchen.

Arbeitsbogen

Ihre persönliche Glyx-Planung

Füllen Sie diesen Fragebogen komplett aus und nutzen Sie ihn zur leichteren Überwindung des inneren Schweinehunds.

Wenn Sie die Ernährungsumstellung zusammen mit Familienmitgliedern, Freunden oder Freundinnen machen möchten, kopieren Sie den Fragebogen vor dem Ausfüllen (das Kopieren ist allerdings nur zu diesem Zweck erlaubt!).

Warum möchten Sie abnehmen?

_____

_____

_____

_____

_____

Was hat Sie bisher daran gehindert, abzunehmen?

_____

_____

_____

_____

Wie können Sie diese Hindernisse umgehen?

_____

_____

_____

_____

Immer wenn man zu „kippen" droht, braucht man ein Motto, das einen wieder abfängt. Ihr Motto sollten Sie aus Ihrem oben definierten Ziel (dem Grund, weshalb Sie abnehmen möchten) ableiten. Fassen Sie Ihr Motto in einen kurzen Satz oder ein Schlagwort.

Also zum Beispiel:

„Ich werd's euch schon zeigen!"

„Ihr werdet Augen machen!"

„Fit, schlank, straff *und* gut gelaunt!"

Verbinden Sie Ihr Motto evtl. mit einem von Ihnen gewählten Motivationslied (siehe unten). Ihr persönliches Motto soll lauten:

_____

_____

_____

_____

_____

_____

_____

_____

_____

_____

Damit Sie Ihr Motto immer oft vor Augen haben, können Sie es

✓ auf Zettel kopieren und an allen möglichen Stellen aufhängen, z.B. Küche, Schlafzimmer, Bad, Büro etc.

✓ sich auf ein Glas oder einen Becher drucken lassen (bzw. ein Kopfkissen, ein T-Shirt o.Ä.).

Suchen Sie sich ein paar Musikstücke aus, die Sie besonders mögen. Einige zum Aufbauen oder Aktivieren, einige zum

Entspannen. Spielen Sie sich diese Musik auf eine CD, eine Kassette oder Ihren MP3-Player. Hören Sie Ihre Musik je nach Stimmungslage. Musik bewirkt unglaublich viel. Sie kann einen immer wieder vor einem Rückfall schützen. Welche Musiktitel können Ihnen helfen?

_____

_____

_____

_____

_____

_____

Erstellen Sie eine Liste der Lebensmittel, die Sie am liebsten essen (evtl. mithilfe der Glyx- und Fett-Tabellen). Sortieren Sie diese nach guten und schlechten Lebensmitteln:

Glyx, Fett, Eiweiß – gut:

_____

_____

_____

_____

_____

Glyx, Fett, Eiweiß – mittel:

_____

_____

_____

_____

_____

Glyx, Fett, Eiweiß – schlecht:

_____

_____

_____

_____

_____

_____

Analysieren Sie Ihren Alltag und Ihre Ernährungsgewohnheiten. Wo liegen die Fallen? Erarbeiten Sie Wege, wie Sie diese Fallen umgehen können (z.B. „Wir essen immer abends, ich esse immer in der Kantine"):

_____

_____

_____

_____

_____

_____

Planen Sie Ihre Ernährung für jede einzelne Woche auf einmal – alle Gerichte für 7 Tage. Wenn Sie nicht nur für sich, sondern auch für andere mitkochen, gibt es 2 Möglichkeiten.

Falls die Bekochten ebenfalls mit einer vernünftigen Ernährung beginnen sollen oder wollen, planen Sie für alle und beziehen die Lieblingsgerichte von allen Beteiligten mit ein. Falls die Bekochten nicht teilhaben wollen oder sollen (z.B. kleine Kinder), dann versuchen Sie, Teile Ihrer Ernährung in die Gesamtplanung einzubauen. Zum Beispiel: Es gibt Fisch mit Kartoffeln und Gemüse. Dann könnten Sie nur Fisch mit Gemüse essen (Saucen weglassen!).

Planen Sie alle Mahlzeiten, ggf. Getränke für den ganzen Tag, auch Zwischenmahlzeiten:

Tag 1

_____

_____

_____

_____

_____

_____

Tag 2

_____

_____

_____

_____

_____

_____

Tag 3

_____

_____

_____

_____

_____

_____

Tag 4

_____

_____

_____

_____

_____

_____

Tag 5

_____

_____

_____

_____

_____

_____

Tag 6

_____

_____

_____

_____

_____

_____

Tag 7

_____

_____

_____

_____

_____

_____

Nun wissen Sie auch, was Sie für diese Woche einkaufen müssen. Das ist ganz wichtig, denn wenn statt der richtigen Lebensmittel nur die falschen im Schrank stehen, wird's schwierig. Sie sollten sich vor Beginn der Ernährungsumstellung von allem trennen, was nicht auf Ihren Plan gehört: Fertiggerichte und -saucen etc. Was für den Rest der Familie im Schrank bleiben soll, am besten auf einen separaten Platz.

Ihre Einkaufsliste für die Woche:

_____

_____

_____

_____

_____

_____

_____

_____

_____

_____

Denken Sie ans Trinken. Suchen Sie sich eine Wassersorte aus, die Sie mögen. Sorgen Sie dafür, dass ausreichend Zitronen im Haus sind und pressen Sie immer schon mal für einen Tag im Voraus.

Und wie sieht's mit Sport aus? Haben Sie sich schon überlegt, was es sein soll? Melden Sie sich rechtzeitig an, vereinbaren Sie Termine mit Mitstreitern und planen Sie Ihr Sportprogramm fest ein. Berücksichtigen Sie dabei unbedingt Ihre Termine, Familie etc. Es ist gefährlich, wenn man sich wegen anderer Termine nicht an den Plan halten kann.

Sport/Bewegung: Was mache ich, wer macht mit?

_____

_____

_____

_____

_____

Falls Sie in dieser Woche Freizeit haben, sollten Sie diese verplanen. Zuhause rumsitzen ist gefährlich. Am besten sind Aktivitäten, bei denen Sie in Bewegung sind. Sonst vielleicht Kino, Theater oder stricken.

Am besten wählen Sie eine Tätigkeit, bei der Sie nicht die Hände frei haben – das verführt zum Naschen. Und auch nichts, was üblicherweise mit Kuchenessen oder Biertrinken verbunden wird! Solche Gewohnheiten verführen.

Freizeitplanung für diese Woche – auch Wochenende:

_____

_____

_____

_____

_____

_____

Gönnen Sie sich besondere Körperpflege! Vereinbaren Sie einen Termin bei Ihrer Kosmetikerin oder beim Friseur. Gehen Sie in die Sauna, nehmen Sie ein ausgiebiges Bad (z.B. Entschlackungsbad), gönnen Sie sich eine abendliche Maske oder eine besondere Pflege für Gesicht und Körper. Besonders am Wochenende ist hierfür meist schon mal Zeit.

Wellness-/Pflegeplan für die Woche:

_____

_____

_____

_____

_____

_____

Die Erfahrung hat gezeigt, dass eine Ernährungsumstellung nach dem Glyx immer und jedem gelingt. In Vergleichsgruppen aber wurde nachgewiesen, dass die Gruppen, die ihre Bemühungen durch passende Nahrungsergänzungsprodukte unterstützt haben, deutlich einfacher, effektiver und schneller zum Erfolg kamen.

Einsatz von Nahrungsergänzung:

_____

_____

_____

_____

_____

_____

**Hier noch einmal die wichtigsten Glyx-Tipps
auf einen Blick**

✓ Verzichten Sie komplett auf Fertiggerichte, -saucen usw.

✓ Essen Sie möglichst viel Fisch.

✓ Vergessen Sie das Kalorienzählen.

✓ Essen Sie nur, bis Sie satt sind.

✓ Essen Sie nur, wenn Sie Hunger haben, nicht, wenn Sie Lust verspüren!

✓ Trinken Sie vor dem Essen ein Glas Wasser.

✓ Gute Fette zur Vorspeise wirken Wunder – und sie verringern den Hunger.

✓ Achten Sie auf die richtige Verteilung von Kohlenhydraten, Eiweiß und guten Fetten.

✓ Mischen Sie wenn möglich Fit-Fette und Eiweiß mit guten Kohlenhydraten.

✓ Trinken Sie stündlich ein Glas Wasser – am besten mit Zitrone.

- ✓ Verzichten Sie während der Glyx-Diät möglichst ganz auf Alkohol (ein Glas trockener Weiß- oder Rotwein zum Essen ist ab und zu erlaubt).
- ✓ Verzichten Sie weitestgehend auf Zwischenmahlzeiten. Wenn, dann Lebensmittel mit niedrigem Glyx-Wert, z.B. Nüsse, Oliven, Quark, Jogurt, Gemüse. Früchte (auch heimische) sind nur die zweitbeste Alternative.
- ✓ Essen Sie nach 18.00 Uhr möglichst keine Kohlenhydrate mehr, auf keinen Fall aber Kohlenhydrate mit mittlerem oder hohem Glyx-Wert. Dadurch sinkt der Insulinspiegel während der Nacht stark ab. Glukagon (das Fasten- und Fatburner-Hormon) kommt während der Nacht voll zum Einsatz.
- ✓ Essen Sie als Vorspeise Salat mit Olivenöl, das macht satt und versorgt mit wichtigen Fatburnern.
- ✓ Verwenden Sie hochwertige Lebensmittel.
- ✓ Verzichten Sie am besten ganz auf Zucker. Süßstoff ist in geringen Mengen erlaubt (z.B. im Kaffee).
- ✓ Achten Sie auf die Zutatenliste und vermeiden Sie versteckte Zucker oder Süßstoffe.
- ✓ Verzichten Sie unbedingt auf alle Softdrinks wie Limo, Cola etc. Wenn überhaupt, greifen Sie auf Light-Getränke ohne Zucker zurück.
- ✓ Gegen Kaffee ist in Maßen nichts einzuwenden. Das Koffein kurbelt die Verbrennung an. Aber bitte beachten Sie: Pro Tasse Kaffee mindestens 1 Glas Wasser trinken! Kaffee gilt im ernährungsmedizinischen Sinne nicht als Getränk.
- ✓ Denken Sie an Ihre Bewegung.

Der Einsatz von Nahrungsergänzung

✓ An erster Stelle steht für alle L-Carnitin. So werden Fette verbrannt und vernünftig eingebaut. Es hilft, den Körperfettanteil zu senken. Macht gute Laune und Lust auf Bewegung. Tipp: Zusammen mit Lachsölkapseln einnehmen!

✓ Guar: Ca. ½ Stunde vor den Mahlzeiten mit viel Wasser. Nimmt den Hunger und hält den Insulinspiegel in Schach.

✓ Zimt: schnelle Hilfe nach Glyx-hoher Nahrung

✓ Chitosan: wenn es mal die schlechten Fette waren

✓ Pu-Erh-Tee & Apfelessig: gute Verdauung, Fettzellen werden aktiv geleert

© by IfEG Institut für Ernährung und Gesundheit, Halsenbach März 2007

Und noch ein Wort zum Schluss

So, nun hoffe ich, dass Ihnen das Lesen Spaß gemacht hat und Sie auch das eine oder andere erfahren haben, das es Ihnen leichter macht, sich für eine gesündere Ernährung und eine bessere Figur zu entscheiden.

Mir auf jeden Fall hat es viel Spaß gemacht, Ihnen die Geschichte von Göttergatten, alten Sitten und fetten Schweinen zu erzählen. Und die Inhalte einfach und dennoch verständlich aufzubereiten, die einerseits trocken und andererseits doch so interessant und wichtig sind.

Ich wünsche Ihnen frohes und gutes Gelingen – und allzeit ein Lächeln auf den Lippen, auch wenn's manchmal schwierig erscheint.

Danke für Ihre Zeit und Ihr Interesse.

Erlauben Sie mir noch zu guter Letzt, all den lieben Menschen zu danken, die es mir ermöglicht haben, dieses Buch zu schreiben.

Zuerst einmal meinen wunderbaren Kindern und meinem lieben Mann, die mir immer wieder verzeihen, wenn ich zerstreut durch die Wohnung laufe, weil ich wieder mal an was anderes denke, und die mir mit ihrer Liebe ein wunderschönes Leben ermöglichen.

Und natürlich allen Mitarbeitern und Kollegen, die mich immer wieder im Alltagsjob ertragen, und unseren vielen lieben Kunden und Geschäftspartnern, die mich jeden Tag wieder dazu ermuntern, neue Dinge zu lernen und Spaß daran zu haben.

Schön, dass ich von so vielen lieben Menschen umgeben bin!

Rechtlicher Hinweis

Alle Ratschläge, Hinweise und Informationen wurden von mir sorgfältig erarbeitet und geprüft. Eine Garantie kann ich nicht übernehmen. Eine Haftung für Personen-, Sach- und Vermögensschäden ist daher ausgeschlossen.

Die von Frau Ritzer eingesetzten und empfohlenen Nahrungsergänzungs-Produkte werden von Anusan Gesundheitsprodukte GmbH hergestellt.

Weitere Infos unter www.anusan.de.